indayi edition

Ob du Mann oder Frauen liebst
und mit wem du ins Bett steigst,
entscheiden deine Ernährung und
die Chemikalien, die darin
enthalten sind, das bedeutet
Coca-Cola, Pepsi, Cornetto,
McDonald's, Nutella, MüllerMilch,
Hipp, Milka, Miracoli, Pringle's,
Pizza Margerita, Bayer, Monsanto
& Co. mit!

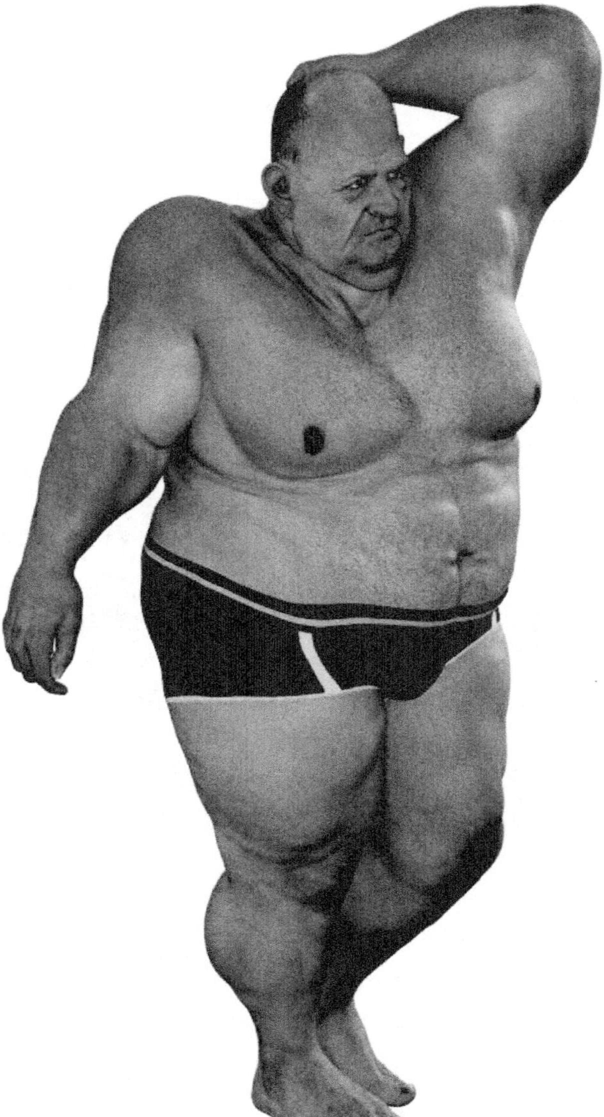

Dantse Dantse

DIE VERWEIBLICHUNG DES MANNES

Am Anfang war Adam, am Ende ist Eva

DER STILLE SIEG DER FRAU

DAS ESSENS-REICHE, RUHMLOSE ENDE DES PHALLUS UND DIE UNVERMEIDBARE BEDEUTUNGSLOSIGKEIT DER MÄNNLICHKEIT

Wie weibliche Hormone in der Nahrung den Mann feminisieren und über seine sexuelle Orientierung mitentscheiden

Besuche uns im Internet:

www.indayi.de

indayi edition

Bibliografische Information der Deutschen Nationalbibliothek:

Die Deutsche Nationalbibliothek verzeichnet diese Publikation in der Deutschen Nationalbibliografie; detaillierte bibliografische Daten sind im Internet über http://dnb.d-nb.de abrufbar.

1. Auflage September 2016

Umschlaggestaltung, Lektorat und Satz: Birgit Pretzsch

Printed in Germany

ISBN-13: 978-3-946551-65-2

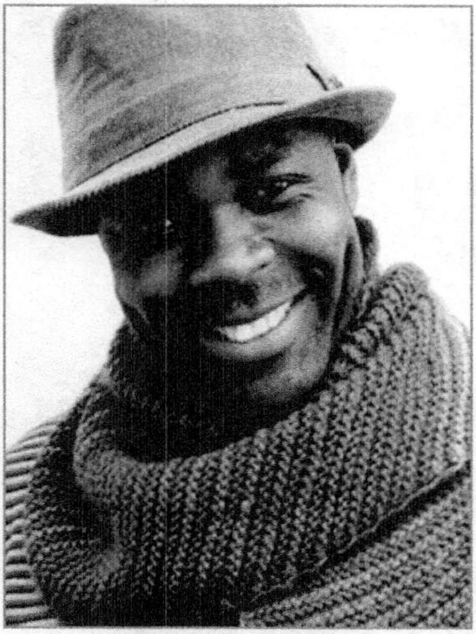

Über den Autor

DANTSE™
Meistere dein Leben

Dantse Dantse ist gebürtiger Kameruner und Vater von fünf Kindern. Er hat in Deutschland studiert und lebt seit über 25 Jahren in Darmstadt. Seit Jahren beschäftigt er sich mit dem Zusammenhang zwischen Gesundheit, Natur und Lebensmitteln. Inspiriert von seinen Erkenntnissen und Kenntnissen aus Afrika, die er in vielen Lehren gelernt hat, von seinen eigenen Erfahrungen und Experimenten, von wissenschaftlichen Studien und Forschungen und von Erfahrungen aus anderen Teilen der Welt hilft er durch sein Coaching Frauen, Männern und Kindern in den Bereichen Ernährung, Gesundheit, Karriere, Stress, Burnout, Spiritualität, Körper, Familie und Liebe. Aufgrund der Einzigartigkeit und des Erfolgs seines Coachings, hat er seine Methoden zur Marke gemacht: **DANTSE™ – Meistere dein Leben**.

Als unkonventioneller Autor schreibt er gerne Bücher, die seine interkulturellen Erfahrungen widerspiegeln. Er schreibt über alles, was Menschen betrifft, berührt und bewegt, unabhängig von kulturellem Hintergrund und Herkunft. Er schreibt über Werte und über Themen, die die Gesellschaft nicht gerne anspricht und am liebsten unter den Teppich kehrt, unter denen aber Millionen von Menschen leiden. Er schreibt Bücher, die das Ziel haben, etwas zu erklären, zu verändern und zu verbessern – seien es Ratgeber, Sachbücher, Romane oder Kinderbücher.

Sein unverwechselbarer Schreibstil, geprägt von seiner afrikanischen und französischen Muttersprache, ist sein Erkennungsmerkmal und wurde im Text erhalten und nur behutsam lektoriert.

DantseLOGIK™
Meistere dein Leben

DantseLOGIK™
Meistere deine Beziehung

DantseLOGIK™
Meistere deine Familie

DantseLOGIK™
Meistere dein Gewicht

DantseLOGIK™
Meistere deine Gesundheit

DantseLOGIK™
Meistere deine Karriere

DantseLOGIK™
Meistere deine Kommunikation

DantseLOGIK™
Meistere deine Krise

DantseLOGIK™
Meistere deinen Stress

DantseLOGIK™
Meistere deine Männlichkeit

DantseLOGIK™
Meistere deine Weiblichkeit

Alle Marken von DANTSE™ Meistere dein Leben

Coaching, das wie Magie wirkt – das ist das Motto der

DantseLOGIK™
Meistere dein Leben

- DantseLOGIK™. Logik, die Wunder wirkt.
- DantseLOGIK™. Logik, die bewegt.
- DantseLOGIK™. Logik, die glücklich macht.
- DantseLOGIK™. Die Kraft zum Erfolg.
- DantseLOGIK™. Heilt. Wirkt. Garantiert.

Über das Buch

Seit mehr als 50 Jahren sind wir passiv Zeugen einer Feminisierung der Welt:

Männliche Schildkröten mit verkümmerten Penissen, männliche Frösche mit weiblichen Geschlechtsorganen, männliche Fische, die zwar Hoden haben, aber Eier produzieren wie weibliche Fische? Eisbärenmännchen mit beiden Geschlechtsteilen? Männliche Alligatoren mit geschrumpften und sehr kleinen Penissen, männliche Möwen, die Eier brüten, männliche Panther und Schnecken, die weibliche Merkmale entwickeln, menschliche Männchen mit Busen, ohne Hoden immer kleineren und dünneren Penissen, die in Richtung Klitoris-Größe gehen?

Die Zukunft gehört wahrscheinlich den Frauen

Wer das hier ruhig liest und glaubt, dass es ihn wenig interessiert, weil es um Tiere geht, täuscht sich gewaltig. Tausende von wissenschaftlichen Studien zeigen diese Phänomene auch bei Menschen. Immer mehr Männer bekommen Busen, dickere Nippel, kleinere und dünnere Penisse, leiden unter Missbildungen der männlichen Geschlechtsorgane, immer schwächeren Erektionen, immer schlechteren Spermien, immer weniger Lust auf Sex mit Frauen. Sie entwickeln frauenähnliche Figuren (breitere Hüften, fettere Oberarme, Schenkel, Beine, Wampenbauch, Speckrollen usw.), ihre Muskeln verschwinden und sie zeigen sogar weibliches Verhalten und Benehmen, Gefühle.

2009 gab es in den USA und in Japan mehr als 250.000 Babys, die weiblich auf der Welt kamen, obwohl sie männlich gezeugt worden waren und die Tendenz steigt.

Eine Spezies stirbt regelrecht aus: Das Ende des Phallus-Mannes und der Tod der Männlichkeit durch die Ernährung wird immer wahrscheinlicher, und viele wissenschaftliche Studien belegen das.

Irgendetwas ist da offensichtlich aus dem Ruder gelaufen; aber was? Was ist schuld daran?

Hauptursache ist die Destabilisierung des männlichen Hormonhaushalts durch hormonell weiblich wirkende Stoffe. Ein Überschuss an weiblichen Hormonen im Körper ist zum großen Teil dafür verantwortlich.

Der Autor Dantse hat viele wissenschaftlichen Studien und seine Erkenntnisse aus seiner Lehrzeit in Afrika ausgewertet und analysiert und zeigt erstmalig mit ganz mit vielen konkreten und detaillierten Daten den Lesern, dass all das keine Traumgedanken, keine Spinnereien und keine Verschwörung ist, sondern Realität und dass diese Verweiblichung des Mannes am einfachsten durch unsere Ernährung geschieht.

In diesem Buch erklärt uns der Coach und Autor von über 40 Ratgeberbüchern, wie unsere Ernährung und die damit verbundenen hormonellen Chemikalien auch über unsere Partnerwahl mitentscheiden. „Mit wem du ins Bett steigst ist eine Sache der Hormone und nicht der Gefühle. Liebe geht durch das Hirn", meint er.

Was Kriege, Feminismus, Kampfweiber nicht geschafft haben, schafft die Ernährung ganz einfach. Ein Sieg der Frau, eine Niederlage der Männer, die auch noch lecker schmeckt.

Dieses Buch ändert einiges in dir.

Achtung

Die Absicht dieses Buches ist es, einen Trend zu zeigen, einen Trend, den viele Studien und Beobachtungen weltweit erkennen lassen. Dass die Welt sich immer stärker durch den Einsatz von hormonell wirkenden Chemikalien feminisiert ist ein Fakt. Was nur bei Tieren beobachtet wurde, ist auch Realität bei Menschen. Zwar kann man Untersuchungen an Tieren nicht immer 1:1 auf Menschen übertragen, dennoch kann das, was bei Tieren passiert ein Indiz sein für die Menschen, sonst wären Medikamentenversuche an Tieren sinnlos. Es wäre sehr naiv zu denken, dass Chemikalien den Tieren schaden und dem Menschen, der noch fragiler und empfindlicher ist als die Tiere, aber nicht.

Viele Menschen werden vielleicht ihre Zeit damit verbringen über die Quellen, die Studien, die geschätzten Daten, die nicht vollständigen Details der Ergebnisse zu diskutieren, das wird aber nichts daran ändern, dass diese Feminisierung effektiv ist und von Jahr zu Jahr aggressiver wird.

Wie alle Bücher von Dantse dient dieses Buch zur Information, zum Nachdenken und zur Anregung. Es geht ihm darum, Menschen bewusster zu machen, damit sie für sich selbst sorgen, ihre Ernährung umstellen und mehr Spaß und Freude am Leben haben. So genießt man seine Freiheit mehr, bzw. am bestens.

Inhaltsverzeichnis

Die Welt wird weiblicher und das Essen ist schuld

Die Feminisierung männlicher Lebewesen geschieht immer häufiger und ist nicht mehr zu diskutieren, wie viele Studien es zeigen. Was viele Transgender-Menschen durch die bewusste Zufuhr weiblicher Hormone erreichen, nämlich die **Feminisierung** ihres Körpers, passiert auch bei vielen anderen Männern, ohne dass sie es wissen und nur durch die moderne industrielle, östrogenreiche Ernährung.

Zu viel industriell verarbeitetes Fleisch, zu viele industriell verarbeitete Milchprodukte, zu viel Weizen, zu viele Fertigprodukte, zu viel Bier, zu viel Cola, zu viel Zucker, zu viele kohlensäurehaltige Getränke = Tod des Phallus.

Immer mehr Männer bekommen frauenähnliche **Busen**, dickere **Nippel**, kleinere und **dünnere Penisse**, leiden unter Missbildungen der männlichen Geschlechtsorgane, haben immer **schwächere Erektionen**, immer **schlechtere Spermien**, immer **weniger Lust** auf Sex mit Frauen. Sie entwickeln eine **frauenähnliche Figur** (breitere Hüften, fettere Oberarme, Schenkel, Beine, Wampenbauch, Speckrollen usw.), ihre **Muskeln verschwinden** und sie zeigen sogar **weibliches Verhalten** und Benehmen, Gefühle.

Was Kriege, Feminismus, Kampfweiber nicht geschafft haben, schafft die Ernährung ganz einfach. Ein Sieg der Frau, eine Niederlage der Männer, die auch noch lecker schmeckt.

Schauen wir uns mal nackte Männer in Schwimmbädern oder auch mit engen T-Shirts bekleidete Männer auf der Straße an. Wir sehen wirklich immer mehr Männer unter 45, die **busenähnliche Brüste** wie Frauen haben, mit **frauenähnlichen Nippeln**, mit **seitlichem Bauchspeck**, **tiefstehendem Po**, **dickem Bauch**. Sie sind nicht immer übergewichtig, aber sie sind fett. Diese Feminisierung sieht man sogar vermehrt bei Sportlern. Das bedeutet, **Sport allein reicht nicht**, um einen männlichen Körper zu behalten.

Diese Feminisierung sieht man selten bei Menschen über 60, was beweist, dass die **Ernährung** mit der Zeit immer **schlechter** geworden ist und immer **mehr Hormone** enthält. Besonders bei Jugendlichen wird es immer extremer.

Die Verweiblichung des Mannes ist in vollem Gang

Professor Charles Sultan, pädiatrischer Endokrinologe der Universität von Montpellier, schätzt, dass die Zahl der Jungen, mit **Mikropenis** und andere **Genitalfehlbildungen**, wie dem unvollständigen Abstieg der Hoden (Kryptorchismus), sich in den letzten zwanzig Jahren (das war 2008) **verdreifacht** hat. Das **Geburtsverhältnis Mädchen : Jungen**, hat sich gewendet. Immer mehr Frauen kommen zur Welt, nicht weil es natürlich ist, sondern weil fremde Hormone es so diktieren.

In den Vereinigten Staaten wurden nach dem Wissensstand von 2008 **200 Schadstoffe** in der **Nabelschnur** von Neugeborenen identifiziert. Das ist zu viel und unverantwortlich. Der 2003 verstorbene Dr. John Lee, ein bekannter amerikanischer Fachmann auf dem Gebiet der Hormone fasste die Situation warnend so zusammen:

> **„Wir ertrinken in einem Meer voll petrochemischer Östrogene. Die möglichen Folgen dieses Überschusses sind erschütternd, vor allem wenn man bedenkt, dass einer dieser Folgen die Übertragung der Anomalien der Fortpflanzungsorgane an unsere Nachkommen ist.“**

Der Hormonhaushalt des Mannes wird derzeit stark angegriffen.

Der Grund dafür: Hunderttausenden von Chemikalien sind als sogenannte „**gender-benders**“ bekannt. Diese Stoffe beeinträchtigen den Hormonhaushalt und führen dazu, dass vermehrt weibliche Sexualhormone (**Östrogene**) produziert werden und dafür weniger **Testosteron**!

Überall um uns treffen wir auf die weibliche wirkenden, zumeist **synthetischen Hormone** – sie sind überall: in **Lebensmitteln**, in **Getränken**, **Kosmetik**, in **Kinderspielzeug**, in der **Luft**, überall. Die Konsequenzen sind noch nicht absehbar, aber schon jetzt zeigen alle Studien, dass diese **Hormon-Cocktails** nicht nur **Männer verweiblicht**, männliche Geschlechtsorgane verändert, sondern auch immer häufiger eine wichtige Rolle bei der **Partnerwahl** spielen.

Ob du Mann oder Frauen liebst, entscheiden vielleicht auch deine Ernährung und die Chemikalien mit.

Nichts in der Welt verweiblicht den Mann schneller, schadet seiner Männlichkeit heftiger als die schlechte westliche chemiereiche Ernährung.

Eine ungesunde Ernährung, mit vielen **Chemikalien mit hormoneller Wirkung** (Pestizide, Weichmacher, Konservierungsstoffe) in Fleisch, Fisch, Milchprodukten, Zahnpasta, Kaugummi, Fertiggerichten, Getränken, Spielzeug, Medikamenten, führt langfristig zu großen **Potenzstörungen** und zur **Verweiblichung** der Männer. Oftmals sieht man schon kleine **Jungs** mit leichten Anzeichen weiblicher **Brüste** und typisch weiblichem **Hüftspeck**, Jungs bei denen sich während der Pubertät kaum die männlichen **breiten Schultern** herausbilden.

Das kann dazu führen, dass die Männer immer schwächere **Potenz** mit immer kürzerer **Erektion** haben, dass der **Penis** immer kleiner, dünner und weniger steif wird, dass Männer immer häufiger vorzeitige **Ejakulationen** haben, sowie eine Zunahme der **Unfruchtbarkeit**.

Das **Sperma** heute enthält nur noch die Hälfte der Spermien wie vor 40 Jahren. Liegt es an der schlechteren Qualität der Spermien, dass es immer mehr **Zwitter** gibt? (Zwitter sind Menschen mit beiden Geschlechtsmerkmalen).

Die Distanz zwischen dem Anus und den Genitalien wird auch immer kürzer, was ebenfalls ein Anzeichen von Verweiblichung ist.

Zusammen mit der von den Frauen initiierten und gesteuerten **Erziehung**, wo der Mann bzw. der **Vater** systematisch ausgeschaltet wird, außer beim Geld, und **nicht anwesend** ist und den unterschwelligen **Anti-Männlichkeitskampagnen** in den Medien, ist das Ende des Mannes als **Phallus-Mensch** nur eine Frage der Zeit.

Werden Männer (und auch Frauen) in 100 Jahren hetero-, homo- oder bisexuell je nachdem, was sie essen?

Einführung: Was sind Hormone, und was bewirken sie im Körper?

Hormone transportieren **Informationen**. Sie wurden Anfang des 20. Jahrhunderts entdeckt und sind **biochemische Botenstoffe** unseres Körpers und dienen als Informationsleiter von einem Organ oder einem Gewebe zum anderen. Hormone sind kleine **Moleküle** und werden bereits in sehr geringen Mengen aktiv. Sie gelangen über die **Blutbahn** zum Bestimmungsort.

Sie sind **Nachrichtenübermittler** zwischen Organen und einzelnen Zellen, damit biologische **Prozesse und Funktionen** im menschlichen Körper richtig ablaufen, wie zum Beispiel:

- Zuckerstoffwechsel
- Fettstoffwechsel
- Nahrungsaufnahme
- Menstruationszyklus der Frau
- Sexualentwicklung bei Mann und Frau

- Knochenwachstum
- Anpassung an Angst und Stress
- Thyreotroper Regelkreis
- Regelung der Emotionen und des Verhaltens. Die sexuellen Hormone sind mit zuständig für typisch weibliche oder männliche Emotionen und Verhalten und Bewegungsstil.

Das **Hormonsystem** kontrolliert und regelt die meisten Prozesse im Körper – und dies schon bei der Zeugung – und die **Entwicklung** des menschlichen Körpers (Zelldifferenzierung während der **Embryonalentwicklung**, Bildung von Geweben und Organen usw.).

Es steht in enger Wechsel-Verbindung mit dem **Nervensystem** und dem **Gefühlszentrum** im Gehirn. Was in diesen Zentren geschieht, gelangt in unser Hormonsystem und umgekehrt. Deswegen entscheiden auch die Hormone mit darüber wie wir uns fühlen und über den Zustand unserer **Seele**.

Wann, wieviel, welche usw. Hormone ausgeschüttet werden, kommt vom **Gehirn**. Das Hormonsystem wird zum großen Teil vom Gehirn aus gesteuert. Über **Hormonsignale** steuert das

Gehirn unterschiedliche **Funktionen im Körper** wie etwa Blutdruck, Körpertemperatur, Verdauung, Knochenstabilität, Wachstum oder Fruchtbarkeit.

Hormone werden an vielen Orten im Körper gebildet:

- in den Zellen
- in der Schilddrüse
- in der Hypophyse (Hirnanhangdrüse)
- in den Nebennieren
- in den Inselzellen der Pankreas (Bauchspeicheldrüse)
- in den Hoden und Ovarien
- im Magen-Darmtrakt
- im Fettgewebe

Daneben gibt es auch:

- Neurohormone, die von Neuronen im Zentralnervensystem (ZNS) gebildet werden
- Gewebe mit hormonbildenden Zellen
- Organe mit Steuerungsfunktionen wie Niere und Lunge

Die wichtigsten Hormone, die im Gehirn (Hypothalamus oder Hypophyse) gebildet werden sind:

- ACTH
- Thyreotropin (TSH)
- Luteinisierendes Hormon (LH)
- Wachstumshormon (STH)
- Prolaktin
- Oxytocin
- Vasopressin

Hormone der Bauchspeicheldrüse (Pankreas):

- Insulin
- Glukagon
- Somatostatin

Hormone der Schilddrüse und Nebenschilddrüsen:

- T3,T4
- Calcitonin

Hormone der Nebennieren:

- Adrenalin
- Cortisol
- Aldosteron
- Noradrenalin
- Androgene

Hormone der Eierstöcke und Hoden:

- Testosteron
- Östrogen
- Progesteron

Hormonhaushalt

Der Hormonspiegel wird durch sehr viele **Faktoren beeinflusst**, wie zum Beispiel durch Nahrung, Sexualität, Umwelt (Chemikalien), Stress, Krankheit und Medikamente, wie der Anti-Baby-Pille.

Unser Hormonhaushalt ist sehr **empfindlich** und reagiert schon, wenn seine Zusammensetzung nicht mehr stimmt. Gibt es zu viel oder zu wenig von einem Hormon, kann sich das negativ auf die **Gesundheit auswirken**:

- Schäden an den hormonbildenden Organen (wie Hoden, Eierstöcke)
- Schäden an den Zielorganen (Geschlechtsorgane zum Beispiel)
- Problemen mit den Transporteiweißen
- bösartige Tumore in anderen Geweben, zum Beispiel Lungenkrebs, Prostatakrebs, Brustkrebs
- psychische Krankheiten
- weiteren Krankheiten wie Diabetes, Alzheimer, Osteoporose
- Unfruchtbarkeit
- Fehlgeburten
- Missbildungen
- Zyklusstörungen
- Vermännlichung der Frau und Verweiblichung des Mannes

Sexualhormone

Die **Sexualfunktion** von Männern und Frauen wird durch die entsprechenden **Sexualhormone** ausgelöst und gesteuert: Sie beeinflussen die sexuelle **Lust**, die **Fruchtbarkeit**, und die sexuellen Organe. Jede Abweichung hat auch Konsequenzen für den Körper (physiologisch und psychisch)

Die männlichen und weiblichen Sexualhormone verleihen den jeweiligen **Körpern** ihre typischen **Frauen- und Männermerkmale**. Die wichtigsten Hormone sind **Östrogen** bei Frauen und **Testosteron** bei Männern. Ein **Mangel** oder **Überschuss** an weiblichen oder männlichen Hormonen kann im Körper zu ernsten **Veränderungen** führen.

Besonders beim Mann führt einen **Überschuss** an weiblichem **Östrogen**, mit gleichzeitiger **Verminderung** des **Testosteronspiegels** zu seiner **Verweiblichung**. Dieser Überschuss kann durch hormonell wirkende **Schadstoffe** von außen kommen oder auch von innen (**Übergewicht** oder **Krankheit**).

Synthetische Chemikalien, die wie weibliche Hormone wirken, können **schwerwiegende Auswirkungen** auf die männlichen Organe haben und sogar über ihre **Partnerwahl** und **sexuelle Orientierung** mitentscheiden.

Diese sogenannten **hormonwirksamen Schadstoffe** gelangen durch die Atemluft, über die Haut, über Medikamente oder die Nahrung in unsere Körper.

Was uns hier vor allem interessiert, ist die **Aufnahme** dieser Stoffe über die **Nahrung**, denn so kommt der größte Teil diesen Hormonen in uns.

Der weibliche Körper

Sobald ein Spermium eine Eizelle befruchtet, ist das **Geschlecht** eines **Embryos** festgelegt. Sind es zwei X-Chromosomen, wird es ein Mädchen sein. Nun wird es spannend, denn das Geschlecht ist zwar angelegt, aber in den nächsten drei Monaten werden alle wichtigen und entscheidenden Strukturen angelegt, damit das Leben als Frau geschaffen wird. Die Bildung der **Eibläschen** (Follikel), in denen ab der Pubertät monatlich je eine Eizelle reift ist **schon bei der Geburt abgeschlossen**.

Die Entstehung, Entwicklung und die Reifung der **Geschlechtsorgane**, und die **Transformation** von einem Mädchens zu einer Frau, die **Menstruation** ab der Pubertät und die **Wechseljahren** sind **hormonell** bedingt, wobei viele unterschiedliche Hormone zusammenwirken.

Wie verläuft die Entwicklung zur Frau?

Mit der **Befruchtung** der Eizelle ist das Geschlecht des Kindes festgelegt.

Schon beim **Embryo**, bereit ab der siebten Woche, entstehen die **weiblichen Merkmale**, zum Beispiel die **Reifung** von Urkeimzellen zu Eibläschen. Die **Gebärmutter** wächst ab dem 7. Schwangerschaftsmonat schneller als die übrigen Organe und schrumpft nach der Geburt wieder. Dies geschieht durch die weiblichen Geschlechtshormone (**Östrogene**), die auch die Herausbildung der **sichtbaren Geschlechtsmerkmale**, wie Brust, Scham- und Achselbehaarung verantwortlich sind. Es gibt **keine Kontinuität** in der Entwicklung, denn in der **Kindheit** legt die geschlechtliche Entwicklung eine kurze **Pause**. In dieser Phase wird auch die Produktion der Geschlechtshormone auf das niedrigste Niveau herabgesetzt.

Gesteuert durch die Östrogene, die in das Blut ausgeschüttet werden, findet die **Geschlechtsreifung**, und das Wachstum der **weiblichen Gestalt** in der **Pubertät** ab 10 statt und endet, wenn das Mädchen ca. 18 ist. Eine **Störung** des Hormonhaushalts kann die Pubertät vorzeitig oder auch verspätet einsetzen lassen.

Die Östrogene haben in der **Pubertät** auch einen starken Einfluss auf **seelische und soziale Veränderungen** des Mädchens.

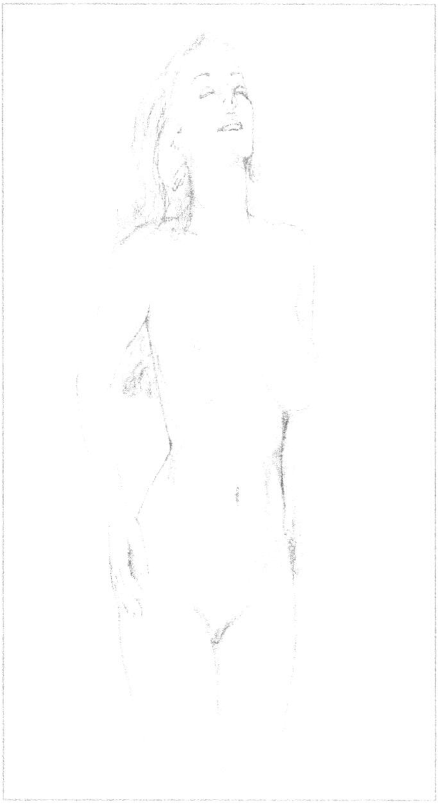
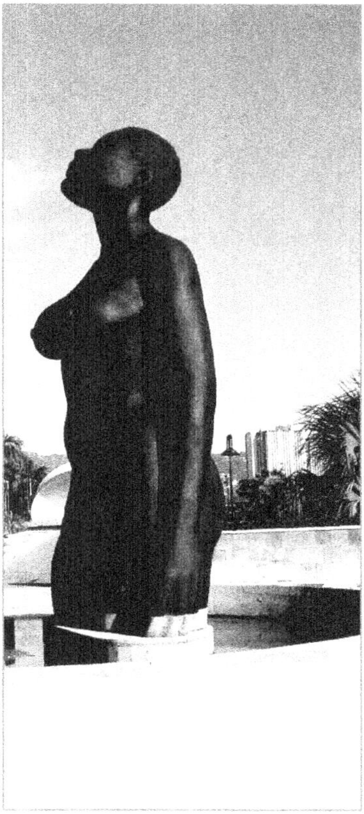

Geschlechtsorgane

Die **Brüste** der Frau (lat. *mamma*) gelten mit der Vagina als Sinnbild und wahres Merkmale der **Weiblichkeit**. Das Gewebe der Brustdrüsen reagiert sehr **sensibel** auf hormonelle Veränderungen. Frauen mit mehr männlichen Hormonen haben kleinere Brüste.

Zu den weiblichen Genitalien gehören **Venushügel**, die großen und kleinen **Schamlippen**, die **Klitoris** und der **Scheideneingang**, das Äußere und das Innere der **Scheide** (Vagina), die **Gebärmutter** (Uterus), die **Eileiter** und die **Eierstöcke** (Ovarien).

Die körperlichen Merkmale einer Frau sind:

- Busen mit Brustwarzen
- Vagina
- Klitoris
- breiteres Becken (Hüfte)
- höherer Körperfettanteil und weniger Muskeln als Männer
- weniger Körperbehaarung
- umfangreicherer Bauchbereich
- dickerer, fetterer und breiterer Po und Schenkel
- tieferstehender Po
- sanftere Stimme
- weichere Gangart

Und diese Merkmale – bis auf Klitoris und Vagina – übernehmen immer mehr Männer.

Wann ist Mann ein Mann?

Die Frage ist physiologisch sehr schnell beantwortet. Ein Mann ist ein erwachsener Mensch mit männlichem Geschlecht. Hier sieht man, was man Männer nennt:

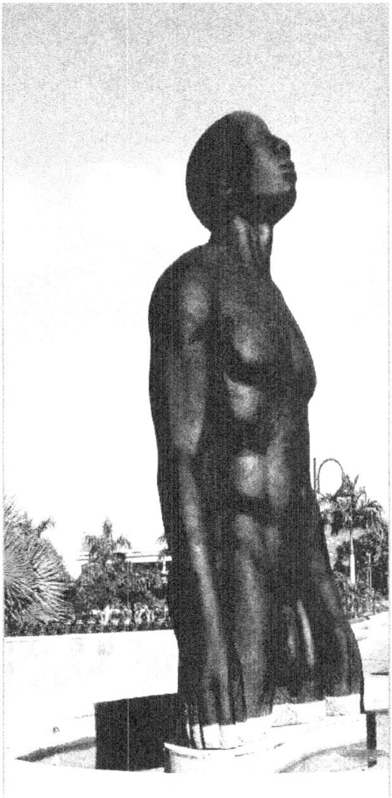

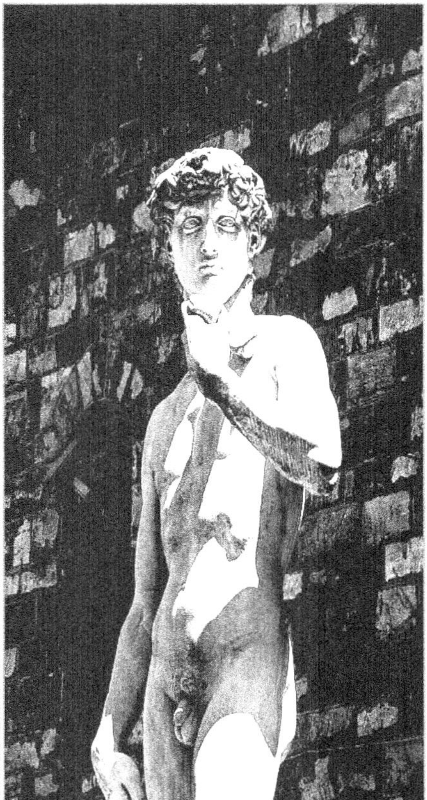

Was ein **MANN** ist, hat die Natur selbst schon genau definiert. Er unterscheidet sich körperlich sehr genau von einer FRAU durch die **Geschlechtsmerkmale**, die allesamt Folge eines höheren Spiegels des **Testosteron** im Blut sind:

- Penis
- Hoden
- Bart
- tiefere Stimme
- breitere Schultern
- schmaleres, höheres und enges Becken
- kleinerer und festerer Po
- stärkere Körperbehaarung
- geringerer Körperfett- und höherer Muskelanteil
- Ringfinger länger als Zeigefinger

Die weiteren bzw. anderen Definition des Mannseins überlassen wir denen, die gerne „definieren" und philosophieren und sich über Gender streiten.

Männer Hintern vor 200 Jahren, männlich:

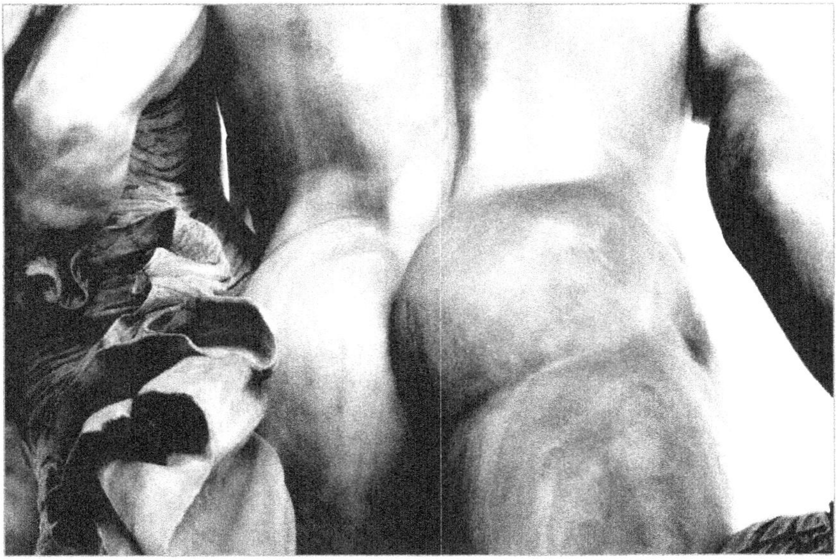

Männer Po heute, immer weiblicher:

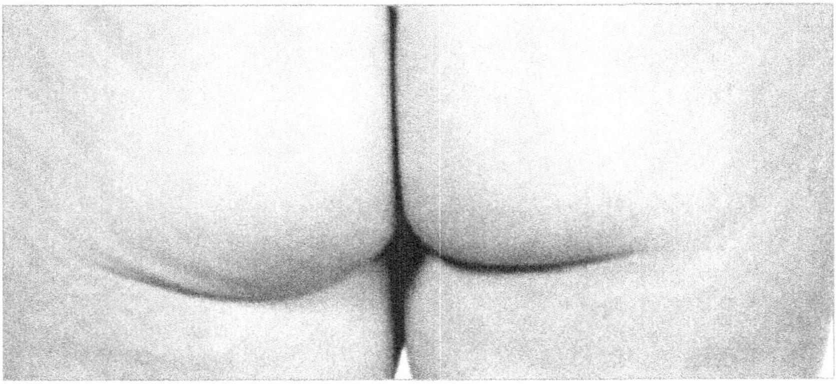

1. Sexualhormone bei Männern

Wenn man von männlichen Hormonen spricht, denken die meisten Menschen nur an Testosteron. Doch auch im männlichen Körper gibt es noch eine Vielzahl anderer Hormone. Folgende Hormone sind im Männerkörper vorhanden:

- Testosteron
- Östrogene
- DHEA
- das Wachstumshormon HGH
- LH und FSH, wichtig für die Spermienproduktion

Was uns hier hauptsächlich interessiert, sind das Testosteron und die Östrogene. Aber ich möchte zuerst kurz die anderen Hormone vorstellen:

1.1 DHEA

DHEA (Dehydroepiandrosteron) ist ein sogenanntes **Vorläuferhormon**: Es ist die Vorstufe sowohl für die männlichen Sexualhormone (**Testosteron**), als auch für die weiblichen Sexualhormone (**Östrogen**). Es kann in Testosteron, aber auch in Östrogen umgewandelt werden, je nachdem, was gebraucht wird. Und es erhöht bei Frauen und Männern die **Libido**. Es verbessert die **Erektionsfähigkeit** bei Männern signifikant.

Das DHEA steigert die **Gedächtnisleistung** und die **Leistungsfähigkeit**, lässt **Fett verbrennen**, hilft beim **Muskelaufbaubau**.

Die Produktion an DHEA geschieht in den Nebennieren und erreicht ihren **Höhepunkt im Alter von etwa 25-30 Jahren**. Ab dem 30. Lebensjahr fällt die DHEA-Konzentration kontinuierlich ab und bei manchen Menschen wird die Lust am Sex weniger.

In allen Altersstufen haben Männer etwas höhere DHEA-Werte als Frauen.

Ein Mangel an diesem Hormon kann somit die Potenz der Männer und die Männlichkeitssymbole, wie Muskeln, stark vermindern.

1.2 Das Wachstumshormon HGH

Das HGH (Human Growth Hormone) ist **Wachstumshormon**, das im menschlichen und tierischen Organismus vorkommt. Es wirkt ähnlich wie DHEA: es hilft beim **Muskelaufbau**, lässt **Fett abbrennen**, bekämpft **Cellulite** und sorgt für **glattere Haut**. Wie bei DHEA, nimmt seine Produktionsmenge mit dem Alter ab. Künstlich (synthetisch) hergestelltes HGH wird als **Dopingmittel** benutzt. Auch Bodybilder benutzen es, um schnell viele Muskeln aufzubauen.

Ein **Mangel** an HDH kann zu **erhöhter Körperfettmasse** besonders am Bauch und zu Reduktion der Muskelmasse führen.

1.3 LH und FSH

Die Hormone LH (luteinisierendes Hormon) und FSH (follikelstimulierendes Hormon) sind maßgeblich an der **Qualität des Spermas** beteiligt. Sie sind für die Reifung und Produktion der **Geschlechtszellen** zuständig: Ovulation (**Eisprung**) bei der Frau und die **Spermienreifung** beim Mann. Das LH (gelbgefärbtes Hormon), auch Lutropin genannt, zählt zu den Hormonen, die die **Fortpflanzung** regeln, es sorgt für die Produktion vom **Testosteron**.

1.4 Testosteron, das wichtigste Hormon

1.1.1. Was ist Testosteron?

Testosteron das wichtigste Sexualhormon bei Männern, zuständig für die **Libido** und auch die „**Standhaftigkeit**" beim Sex.

Es ist ein Sexualhormon, das bei Frauen und Männer in verschiedener Konzentration vorkommt, aber mit unterschiedlichen Wirkung und Funktionen.

Der Vorläufer des Testosterons sind die Gestagene (21 C-Atome) bzw. DHEA. Das Testosteron wird unter dem Einfluss des LH in den **Hoden** hergestellt und bei Frauen wird es in den **Eierstöcken** und der **Nebennierenrinde** produziert.

Sex hat einen großen Einfluss auf die Testosteronbildung. **Regelmäßiger Sex** führt zu einer gesteigerten Produktion von Testosteron. Auch **Sport** und gute und gesunde **Ernährung** fördern die Bildung von Testosteron.

1.1.2. Funktionen des Testosterons

Das Testosteron ist zuständig für die Bildung des **Männlichkeitsprofils**: Entwicklung der **Geschlechtsorgane**, **Behaarung** am Körper, Bart, breitere **Schultern**, schmale **Hüfte**, tiefere **Stimme**, **Gesichtszüge**, typische männliche **Emotionen** und **Verhaltensweisen**: dominantes „Kampf-“ und Beschützungsverhalten, „aggressivere“ Verhaltensweisen, Imponiergehabe, Begattungsdrang, Egozentrismus und Eigensinn, Mut, weniger reden, Rationalität, usw.

Testosteron sorgt für:

- ► gesteigerte sexuelle Aktivität
- ► einen harten Penis und seine Standhaftigkeit
- ► den Fettabbau an Bauch und Hüften
- ► die Bildung von Muskeln
- ► einen knackigeren Po
- ► mehr Kraft und Energie
- ► Antrieb und Bewegung

- Stressverarbeitung und Ausgeglichenheit
- mehr Konzentrationsfähigkeit, Ruhe, Ausdauer
- eine Verstärkung der Knorpel- und Knochenneubildung
- eine Vermehrung der roten Blutkörperchen

Synthetische Testosteronzufuhr oder zu viel Testosteron kann bei Frauen zu einer Vermännlichung und einer Vergrößerung der Klitoris führen. Frauen mit erhöhten Testosteronwerten haben viele Männereigenschaften und ein höheres Risiko für Depressionen.

1.1.3. Was ist, wenn Mann zu wenig Testosteron hat?

Zu wenig Testosteron kann führen zu:

- Potenzstörungen: Rückgang der Libido und der sexuellen Aktivitäten, Erektionsstörungen, Verminderung der Spermienproduktion, Reduzierung des Hodenvolumens, Schrumpfung Geschlechtsorgans (nicht verwechseln mit kleinem oder großem Geschlechtsorgan, das nichts mit der Testosteronmenge zu tun hat)
- Abnahme der Muskulatur
- Verminderung der Leistungsfähigkeit
- chronische Müdigkeit
- Konzentrationsschwäche
- Antriebsstörungen
- depressiven Verstimmungen, schnell gereizt, schlechte Laune, Angstgefühle, Nervosität
- Schlafstörungen, Hitzewallungen
- Fettansammlungen an Bauch und Hüften
- Knochenschwund oder Osteoporose

- Diabetes
- Herz-Kreislauferkrankungen
- Krebs (Prostatakrebs); Männer mit einer niedrigen Testosteronkonzentration erkranken häufiger an Tumoren
- Haarausfall

Das bedeutet am Ende, dass es je nach Grad des Testosteronmangels zu einer Feminisierung des Mannes kommt – innerlich wie äußerlich (Erscheinungsbild).

1.1.4. Was verhindert die Produktion von Testosteron?

Männer können ihren Testosteronspiegel hoch halten, ohne Medikamente zu benutzen. Es gibt einige Faktoren, die die Produktion von Testosteron behindern und verhindern.

Der große Faktor ist die schlechte Ernährung:

Vor allem Milch und Milchprodukte sind sehr schlecht für die Männlichkeit.
Auch kohlensäurehaltige Getränke, Fertiggerichte, säuerliches, süßes und kaltes Essen fördern eine Verminderung der Testosteronproduktion stark.

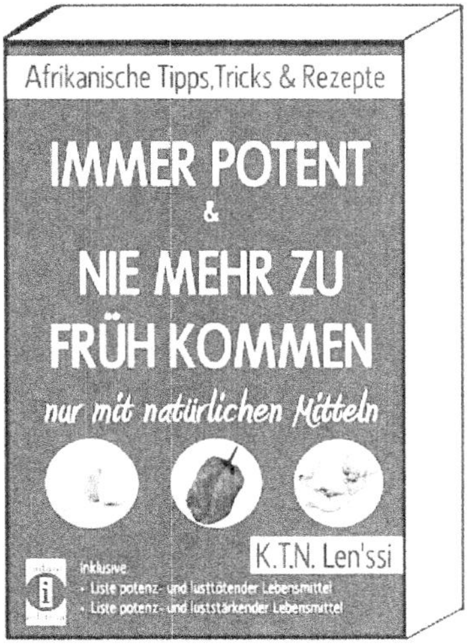

Mehr darüber, wie die Ernährung die Potenz töten kann, erfährst du in diesem Buch von K.T.N. Lenssi:

IMMER POTENT & NIE MEHR ZU FRÜH KOMMEN

(ISBN 978-3-946551-37-9)

Weitere Faktoren, die zur Verminderung der Testosteronproduktion beitragen sind:

- Sportmangel
- schlechter Schlaf
- Zigaretten
- Alkohol
- Stress und psychische Belastungen
- wenig Sex
- Übergewicht

Die Schuldmedizin hat bekanntlich eine Krankheit erfunden, damit Testosteron-Präparaten verkauft werden: **Wechseljahrbeschwerden bei Männern**. Dabei wird behauptet, dass Männer im Alter nicht mehr genug Testosteron produzieren können und deswegen **Präparate** einnehmen müssen, um den Verlust zu kompensieren. Wenn man dann bei anderen Völkern (wie in Afrika)sieht, dass die Männer ab 40 sexuell noch viel aktiver sind als vorher, dass Männer mit 50, 60 immer noch mehrere Liebhaberinnen haben und diese sexuell befriedigt sind, dann kann man davon ausgehen, dass die Wechselbeschwerden mit **Libidoverlust** ein künstlich konstruiertes Problem sind, das von unserem künstlichen Ernährungsstil und unserer Lebensweise verursacht wird.

Es gibt aber medizinische Faktoren, die dazu führen können, dass wenig Testosteron produziert wird:

- genetische Hoden-Fehlbildungen
- Hodenentzündung
- Lebererkrankungen
- Autoimmunerkrankungen (Anti-Leydig-Zell-Antikörper)
- chronische Infektionen
- Behandlung mit Cortisonpräparaten
- Bestrahlungen und Chemotherapie

1.5 Östrogen, wie ein weibliches Hormon den Mann besiegt

Auch in Männern werden Östrogene, die weiblichen Geschlechtshormone, gebildet, wenn auch nur etwa ein Zehntel der Menge, die im weiblichen Körper vorkommt.

1.5.1 Was ist Östrogen?

Östrogene sind weibliche Geschlechtshormone, die wichtigsten **Sexualhormone** bei Frauen. Sie werden hauptsächlich in den Eierstöcken und im Gelbkörper, zu einem geringen Anteil auch in der Nebennierenrinde, produziert. Männer produzieren sie im Hoden. Ein kleiner Teil wird auch im Fettgewebe aus Testosteron umgewandelt.

Östrogene wirken nicht nur in den Geschlechtsorganen. Sie haben auch wichtigen Einfluss auf das **Herz-Kreislauf-System**, den **Fett- und Zuckerstoffwechsel**, die Haut, die Lunge, den Knochenstoffwechsel, den Darm, die **Laune**, den Geist usw.

1.5.2 Die Funktionen von Östrogenen beim Mann und bei der Frau

Bei Männern

Östrogene in normaler Konzentration haben bei Männern viele positive Funktionen:

- Sie schützen vor **Osteoporose**, indem sie die Knochen fit halten
- Sie schützen vor **Herzkrankheiten**, **Arteriosklerose** und **Alzheimer**
- Sie schützen die **Psyche**
- Sie fördern den **Appetit**
- Östrogenen aktiviert die Umwandlung von **Zucker in Fett**
- Sie helfen bei der **Samenreifung**

Bei Frauen

Östrogene spielen im weiblichen Zyklus und bei der Fruchtbarkeit eine sehr wichtige Rolle. Sie steuern die **Fruchtbarkeit**. Sie fördern die Reifung einer befruchtungsfähigen **Eizelle**, das

Wachstum der **Gebärmutterschleimhaut** sowie die Ausbildung der weiblichen **Geschlechtsorgane**.

Sie sind verantwortlich für die **geschlechtsspezifischen**, weiblichen Funktionen und **Merkmale** (schmalere Schultern, breitere Hüften, dickerer und breiterer Hintern, Busen, Fetteinlagerungen am Po, an der Hüfte, an den Beinen, zartere Haut, weichere Stimme und Mimik, weibliche Bewegungen, typisch weibliche **Emotionen und Verhaltensweisen**, intensiveres Bauchgefühl und Intuition, mütterlicher Instinkt usw.).

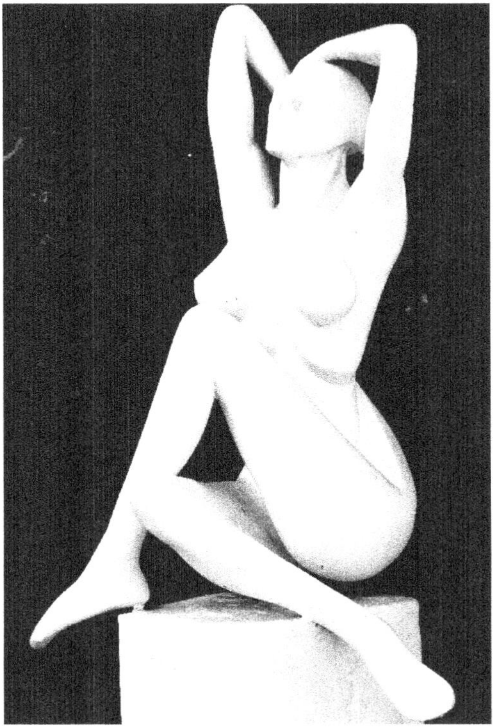

Sie erfüllen aber auch im ganzen Körper wichtige **Aufgaben:**

- Sie sind wichtig für den normalen Verlauf einer **Schwangerschaft**
- Sie stimulieren das **Immunsystem**
- Sie beeinflussen die **Zellenaktivitäten**
- Sie erhöhen im Hirn die Sensibilität für das **Hören**
- Sie stärken die **Knochen**
- Sie wirken als **Radikalenfänger**
- Sie senken den **Blutdruck**
- Sie schützen die Gesundheit der **Blutgefäße**
- Sie beeinflussen das Wachstum von **Nervenzellen**, die **Herzfunktionen**, die Stabilität des **Bindegewebes** sowie den **Zucker- und Fettstoffwechsel** positiv
- Sie machen die **Haut** schön und helfen ihr Flüssigkeit zu speichern
- Sie steuern die **Haarproduktion** und die **Haarstruktur**
- Sie haben außerdem die gleichen Funktionen wie bei den Männern
- Und vieles mehr.

Am Höchsten ist der **Östrogen-Spiegel** beim Eisprung, den niedrigsten Spiegel hat die Frau während der Menstruation.

2. Wie man zur Frau wird

In den USA und Japan wurde ca. 250 000 Babys als Mädchen geboren, obwohl sie männlich gezeugt waren. Sie wären eigentlich Jungen gewesen. Die **Geschlechtsumwandlung** geschieht noch im Bauch der Mutter, die **Chemikalien** und **Pestiziden** ausgesetzt wurde. Diese hormonell wirkenden Chemikalien feminisieren die Babys. **Weltweit** zeigen Geburtsstatistiken ähnliche Phänomene. (Wissensstand 2009)

Laut eines Berichts der britischen Umweltorganisation *Chem-Trust* im Jahr 2009 reagieren **männliche Geschlechtsorgane** schon während der Entwicklung **im Mutterleib** weitaus empfindlicher auf Chemikalien und Pestizide. Diese hormonähnlich wirkenden Stoffe führen zu einer immer stärkeren „**Feminisierung**“, auch bei Erwachsenen.

Ich komme aus Kamerun und deswegen habe ich das live erlebt. In den 80er Jahren sah man ein neues Phänomen in **Kamerun**. Plötzlich hatte immer mehr **Männer Busen** wie Frauen. Männer bekamen plötzlich Busen!

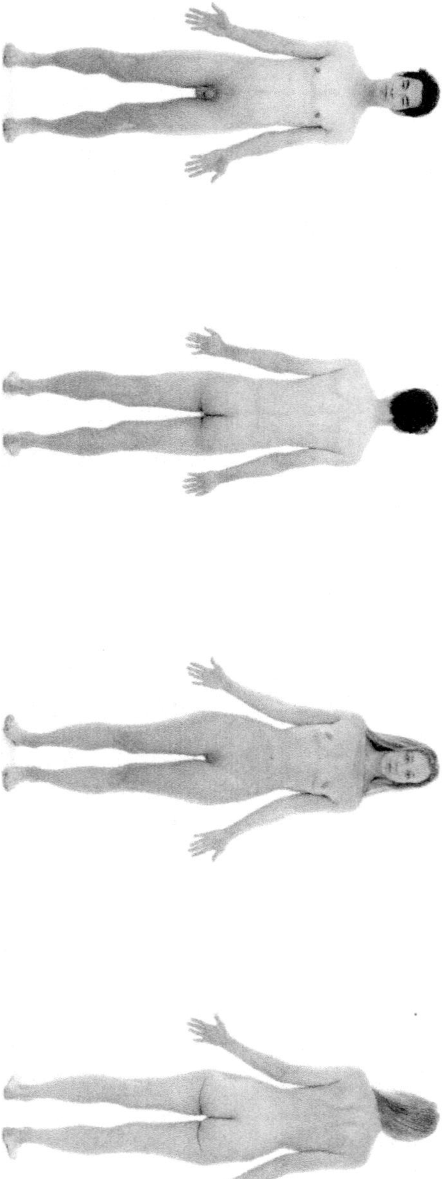

Es wurde überall berichtet und dokumentiert. Viele diese Männer gingen damit offensiv an die Öffentlichkeit, und so sah ich selbst Männer, die ich vorher ohne Busen gekannt hatte nun mit Frauen-ähnlichen **Brüsten**. Es wurde intensiv nach Gründen dafür gesucht und sehr schnell wurde man fündig. Einige Monate vorher hatte die neue Regierung die **Liberalisierung** des **Fleischhandels** angeordnet. Somit wurde massiv Hühner- und Schweinfleisch aus Europa importiert. Besonders **Hühnerfleisch** war überall zu haben.

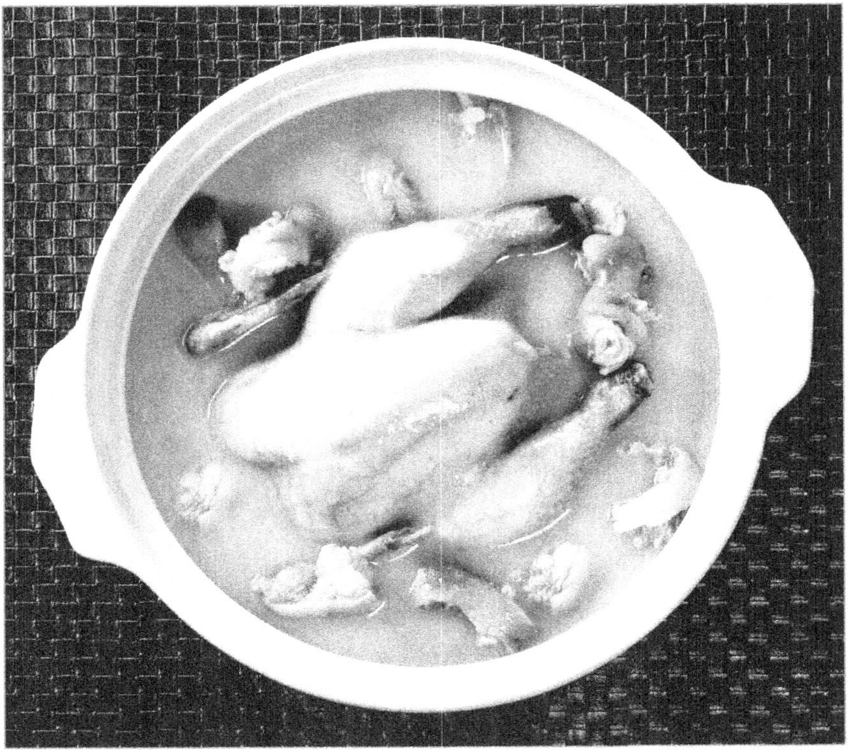

Dieses wurde auf der Straße **billig** verkauft. Es war um ein Vielfaches billiger als das Fleisch aus Kamerun. Deswegen stürzten sich einige regelrecht darauf, besonders Menschen, die zu wenig Geld hatten, um besseres Fleisch zu kaufen. Sie konsumierten dieses Europa-Produkt in **Massen**. Untersuchungen wiesen nach, dass dieses Fleisch mit **Hormonen** „befallen" war. Die Männer wurden regelrecht **feminisiert** und die Regierung musste handeln. Sie zog die Anordnung wieder zurück und der **Import** von Fleisch wurde wieder streng **reglementiert** und wie Magie verschwand dieses Phänomen wieder. 90% der Fleischprodukte stammen aus dem Land selbst und sind viel **gesünder**, auch weil die Bauern gar nicht so viel Geld ausgeben können, um diese ganzen Chemikalien zu kaufen.

Es war auf jeden Fall ein Beweis dafür, wie eine Störung im männlichen Hormonhaushalt Männer verweiblichen kann.

Viele Erwachsene Männer haben Brüste, ähnlich wie **Neugeborene**, die mit **winzigen Brüsten** zur Welt kommen. Bei ihnen liegt es an **natürlichen** und normalen weiblichen Hormonen der Mutter, die auch auf den Fötus übertragen werden. Dies zeigt, wie die weiblichen Hormone den Körper der Männer beeinflussen können.

Ich beobachte öfter kleine Jungs. Ich stelle fest, dass man bei manchen **Jungs**, schon im frühen Alter, Anzeichen von weiblichen Merkmale beobachten kann: **Brüste** wie bei Mädchen, weiblichen Hüft-, Oberarm-, Oberschenkel**speck**. Man sieht das im Schwimmbad und wenn man genau hinsieht, was diese Jungs dort essen, ist das nicht verwunderlich.

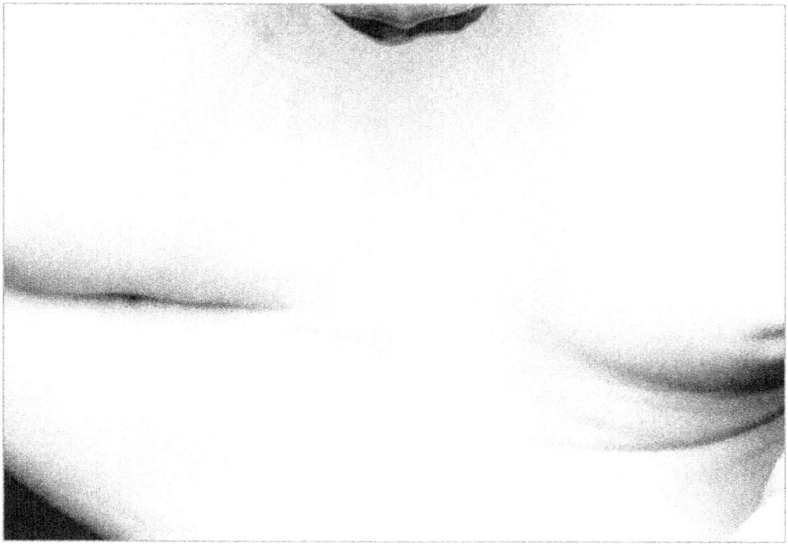

Man sieht immer mehr Jungs, bei denen die **männlichen Merkmale**, wie breite Schultern in der Pubertät, **kaum** herausgebildet sind.

Eine ungesunde **Ernährung** mit vielen **Chemikalien** (Pestiziden, Düngemitteln, Weichmachern, Konservierungsstoffen, hormonell wirksamen Chemikalien in Fleisch, Fisch, Süßigkeiten, Fertiggerichten usw.), wie bei wir es beim **Industrieessen** haben, führt langfristig zu einer geringeren Produktion von Testosteron und zu einer Steigerung des **Östrogenspiegels** im Körper eines Mannes. Dies wiederum bewirkt eine **Verweiblichung** und große **Potenzstörungen** bei Männern. Weitere Konsequenzen können sein, dass die Männer immer schwächere Potenz mit immer kürzeren **Erektion** haben, dass der Penis immer kleiner, dünner und weniger steif wird, dass Männer immer häufiger vorzeitige **Ejakulationen** haben sowie eine Vermehrung der **Unfruchtbarkeit**.

Studien in mehr als 20 Ländern haben gezeigt, dass die **Spermienqualität** viel schlechter geworden ist. Die Spermienzahl hat sich in den letzten 50 Jahren von 150 Millionen pro Milliliter auf 60 Millionen Spermien pro Milliliter verringert. (Wissensstand 2009)

2.1 Wissenschaftliche Studien, die beweisen, wie Östrogene männliche Tiere verändern und verweiblichen

Bisphenol A im Mutterleib verweiblicht Rattenjunge

Das belegt ein Experiment französischer Forscher mit Ratten, das 2013 im Fachmagazin *Proceedings of the Royal Society B* veröffentlicht wurde. Demnach erhielten schwangere Weibchen niedrige Dosen **BPA** oder **Sojaöstrogen**. Ihre männlichen Nachkommen zeigten ein sonst für Weibchen typisches Längenverhältnis von **Zeige- zu Ringzeh**. Typischerweise ist bei Männern der Zeigefinger kürzer als der Ringfinger, bei Frauen ist es umgekehrt. Der männliche Nachwuchs dieser Ratten zeigte nun frauentypische **Längenverhältnisse**.

„Es war bisher unbekannt, ob auch **hormonell wirkende Substanzen** aus der Umwelt auf das Ungeborene wirken und dessen Fingerlänge beeinflussen“, erkläte die Forschergruppe um Jacques Auger von den Universitätskliniken in Paris und fügte hinzu:

„Unsere Ergebnisse deuten darauf hin, dass **BPA**, allein oder in Mischung mit anderen hormonell wirkenden Umweltstoffen, das **Epigenom** der ersten und zweiten Generation **verändert**.“ Auger und seine Kollegen sind außerdem der Meinung, dass es durchaus wahrscheinlich ist, dass diese Ergebnisse **auf den Menschen übertragbar** sind.

Quelle: http://rspb.royalsocietypublishing.org/content/280/1768/20131532

Männliche Tiere bilden weibliche Geschlechtsorgane: Bericht von der britischen Umweltorganisation *Chem Trust,* 2009

Laut dieses Berichts entwickeln männliche Lebewesen – vom Fisch bis zum Säugetier – plötzlich **weibliche Geschlechtsmerkmale** oder bilden viel **kleinere männliche Geschlechtsorgane** aus als normalerweise.

Die Experten werteten **250 Studien** aus aller Welt aus. Eine dieser Studien zeigt, was hormonwirkende Chemikalien mit den Männern veranstalten können: **neugeborene Jungen**, deren Mütter während der Schwangerschaft hormonellen Chemikalien ausgesetzt waren, weisen immer häufiger **kleineren Penisse** vor oder kommen gar mit **weiblichen Geschlechtsmerkma-**

len wie Vagina, Klitoris, Gebärmutter und Eierstöcken auf die Welt. Diese Studien aus den USA zeigt auch, dass der Abstand zwischen Genitalien und Anus immer kürzer wird.

Neuste Studien aus dem Jahr 2015, die im *Chem Trust* veröffentlicht wurden, bestätigen die Funde vorheriger Studien, dass männliche Kinder von Müttern, die während der ersten drei Monaten der Schwangerschaft **Phthalaten** (Weichmachern) ausgesetzt waren, bei der Geburt einen signifikant kürzeren **Anogenitalabstand** (AGD: anogenital distance) aufwiesen. Dies war die bisher größte Studie über den Zusammenhang zwischen Phthalaten und AGD mit 753 Kindern in verschiedenen Kliniken in den Vereinigten Staaten.

Quelle: chemtrust.org.uk/

Weitere Untersuchungen

Eine Untersuchung der Universität von Florida hat gezeigt, dass 40 Prozent der englischen **Aga-Kröten** mit beiden Geschlechtern leben. Sie sind schon **Zwitter** geworden. (Stand 2009)

Die Hälfte der männlichen **Fischpopulation** in den Flüssen des britischen Tieflands haben **weibliche Eier** in ihren Hoden entwickelt. (Stand 2009)

In Florida wurden **Alligatoren** großen Mengen Pestiziden ausgesetzt: Untersuchungen zeigten erhöhte **Östrogenspiegel**, **kleinere Penisse** und vermehrte **Unfruchtbarkeit**. (Stand 2009)

Karen Kidd von *Fisheries and Oceans Canada* prüfte in Kanada die Effekte von Feminisierung der **Fische** durch **synthetische Hormone**. In einem 34 Hektar großen See im Nordwesten Ontarios führte sie den Fischen diese Chemikalien zu. Dieses Experiment zeigte, dass eine Aufnahme von synthetischen Hormonen reichte, um **Eier** in den **Hoden** einiger männlicher Fische zu bilden.

Es wurden **Eisbären** mit hoher **Östrogenkonzentration** im Körper entdeckt, die beide Geschlechtsorgane haben. Das heißt, sie besitzen sowohl **Penis** als auch eine **Vagina**. Der Penis war jedoch stark verkleinert und die **Spermaproduktion** eingeschränkt oder gar eingestellt.

Bis zu 50% Feminisierung des männlichen Fischbestands in einem Fluss in Kanada, auch Ratten wurden feminisiert

Eine Studie von Forschern am Armand-Frappier Institut und in Kanada, die etwa fünf Jahre dauerte, zeigte, dass die **Östrogen-Konzentration** im Fluss Saint-Laurent (Quebec) so hoch ist, dass die **Feminisierung** einiger Arten eine Quote von **30-50%** erreicht hat. Es wurde auch festgestellt, dass ein hoher Prozentsatz der männlichen Fische eine vollständige Reduktion ihrer reproduktiven Funktionen erlitten hat.

Um diese Forschung zu ergänzen, untersuchten sie mit Hilfe von **Laborratten** auch einige mögliche Auswirkungen auf den **Menschen**. Der Körper von Ratten hat viel Ähnlichkeit mit dem Menschen. Sie gaben den Ratten **Trinkwasser**, das auch die Einwohner von Quebec trinken. Das Ergebnis war alarmierend. Sie stellten einen Rückgang der **Spermaproduktion** bei männlichen Ratten und eine deutliche Reduzierung der Beweglichkeit ihrer **Spermien** fest.

Diese Forschung zeigte auch, dass die **Bioakkumulation** von östrogenhaltigen Substanzen möglich ist. Sie können in der Nahrungskette von einem Fisch zu einem Säugetier **transferiert** werden und auch von Tier zu Mensch.

Aus einem Froschmännchen wird ein Froschweibchen: Reste von Verhütungspillen im Wasser verursachen Verweiblichung

Forscher des Leibniz-Instituts für Gewässerökologie und Binnenfischerei (IGB) in Berlin haben in Zusammenarbeit mit Forschern der Universität Wroclaw herausgefunden, dass sich **Östrogen-Rückstände** im Wasser auf das **Geschlecht** von verschiedenen **Amphibien-Arten** auswirken und dieses verändern.

Die Forscher testeten die Wirkung von (EE2) an drei verschiedenen Amphibienarten. 17α-Ethinylestradiol ist ein synthetisches Östrogen, das sehr häufig in **Verhütungspillen** verwendet wird und ins Grundwasser gelangt, wenn Frauen urinieren. Sie verglichen den Afrikanischen **Krallenfrosch**, die Kaulquappen des **Laubfrosches** und der **Wechselkröte**, die alle in Wasser mit unterschiedlichen EE2-Konzentrationen lebten, mit einer Kontrollgruppe derselbe Tierarten, die in EE2-freiem Wasser aufwuchsen. Bei der Untersuchung wurde das genetische Geschlecht festgestellt. Die Ergebnisse waren eindeutig:

Bei allen drei Amphibienarten, die in EE2-haltigem Wasser lebten, trat eine **Geschlechtsumkehr** von genetisch männlichen zu weiblichen Tieren auf.

Dieses Ergebnis kann man auch auf Menschen übertragen, wie der Co-Autor der Studie und Ökotoxikologe Professor Werner Kloas betonte:

> **„EE2 ist auch in unserem Wasserkreislauf enthalten und stellt zusammen mit anderen östrogenartig wirkenden Stoffen nicht nur für Amphibien, sondern auch für uns Menschen eine ernst zu nehmende Beeinträchtigung dar."**

Quelle: n-tv.de, jaz

STUDIE AUS ITALIEN 2012: Penisse werden immer kleiner

2012 brachte eine Studie aus Italien zum Nachdenken, wonach Penisse heute im **Durchschnitt zehn Prozent kürzer** sind als vor 50 Jahren! Sie untersuchten die Penisse von 2000 Männern mit einem durchschnittlichen Alter von 19 Jahren und verglichen die Ergebnisse mit Daten von vor über 60 Jahren. Es ging also um den Unterschied zwischen einem durchschnittlichen italienischen Penis, gemessen zu Beginn der 50er Jahre und seinen aktuellen Abmessungen im Jahr 2012:

9,7 cm in den 1950ern gegen 8,9 cm 2012.

Grund dafür wären Östrogene, **hormonell wirkende Gifte**, die den Hormonhaushalt des Mannes stören. Heute, wo diese Hormone noch viel stärker präsent sind, kann man sich vorstellen, dass sich dieser Schwund noch viel schneller verstärkt.

Quelle:.passionsante.be/

Professor Charles Sultan, pädiatrischer Endokrinologe von der Universität von Montpellier, schätzt, dass die Zahl der Jungen mit **Mikropenis** und anderen **Genitalienfehlbildungen**, wie dem unvollständigen Abstieg der Hoden (Kryptorchismus), sich in den letzten zwanzig Jahren (das war 2008) **verdreifacht** hat. Das Geburtsverhältnis **Mädchen : Jungen** hat sich außerdem gewendet. Immer **mehr Frauen** kommen zur Welt, nicht weil es natürlich ist, sondern weil fremde Hormone es so diktieren.

Wir dürfen nicht vergessen, dass Medikamente an Tieren getestet werden. Wenn sie bei ihnen funktionieren, funktionieren sie auch bei **Menschen**. Das bedeutet, Tierkörper sind unseren bis zu einem gewissen Grade gleich.

Die Frage ist dann, wenn etwas bei Tieren geschieht, wie können wir garantieren, dass dies bei den Menschen nicht auch der Fall ist und vielleicht sogar noch schlimmer? Dieser Meinung ist auch Prof. Lou Gillette von der Universität von Florida, er meint:

> **„Wenn wir diese Probleme schon in der Tierwelt sehen, können wir auch beunruhigt sein, dass etwas Ähnliches beim Menschen passiert."**

Was auch nur logisch ist, denn wir Menschen sind auch nur Tiere und es kann nicht sein, dass alle **Tiere** der Welt auf diese **Chemikalien** negativ reagieren und wir **Menschen** keine Reaktion zeigen, obwohl tierische Konstitutionen viel stabiler sind als die von Menschen. Ratten zum Beispiel können eigentlich viel mehr **Gift und Bakterien** vertragen, deswegen werden sie auch gern als Versuchstiere benutzt.

Viele Studien beweisen heute, dass diese Phänomene bei Menschen faktische Realität und nicht mehr zu verleugnen sind.

2.2 Was passiert beim Mann, wenn zu viele Östrogene in seinem Körper vorhanden sind?

Langfristig zu viele **Östrogene** im Körper eines Mannes können zu **Feminisierung** führen und auch **Krankheiten** verursachen

Feminisierung des Körpers:

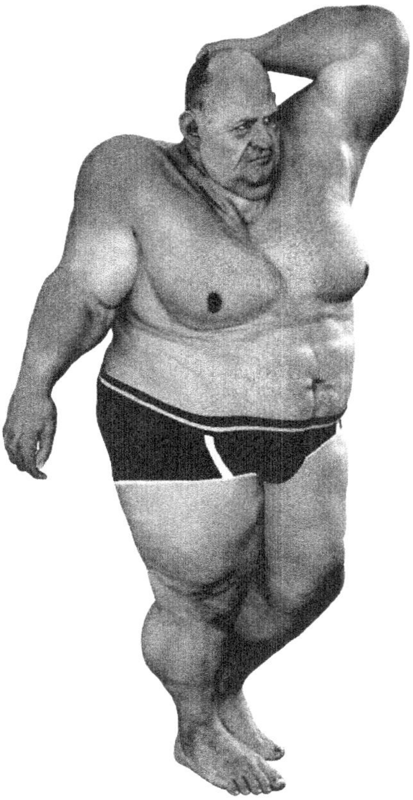

Besonders kleine **Babys** im Bauch der Mutter reagieren sehr sensibel auf zu viele Östrogene. In der **afrikanischen Naturlehre** wurde uns beigebracht, dass die männlichen Geschlechtsorgane (Penis und Hoden) nicht sofort nach der Befruchtung der Eier gebildet werden. Diese Erkenntnis wurde früher und wird in manchen Kreisen immer noch benutzt, um das Geschlecht des Kindes zu beeinflussen. Das bedeutet, bei einem männlich gezeugten Baby kann man in den ersten Wochen nach der Befruchtung noch die **Geschlechtsmerkmale ändern** und das Baby wird weiblich geboren. Das taten manche Heiler in Afrika mit bestimmten **Pflanzen** und **Lebensmitteln**.

Wissenschaftliche Studien, wie die von der Expertin für endokrine Disruptoren (Hormonstörer) Shanna Swan, bestätigen diese Erkenntnisse aus naturmedizinischen Kreisen in Afrika. Tatsächlich entwickeln sich **Geschlechtsorgane** erst **ab der sechsten Schwangerschaftswoche**. Bis dahin könnte der Fötus theoretisch sowohl Eierstöcke als auch Hoden ausbilden und so kann ein Kind, das genetisch zum Mann bestimmt war, in dieser Phase immer noch zur Frau werden oder **Entwicklungsstörung** an seinen Organen erleiden.

Weibliche Jungen

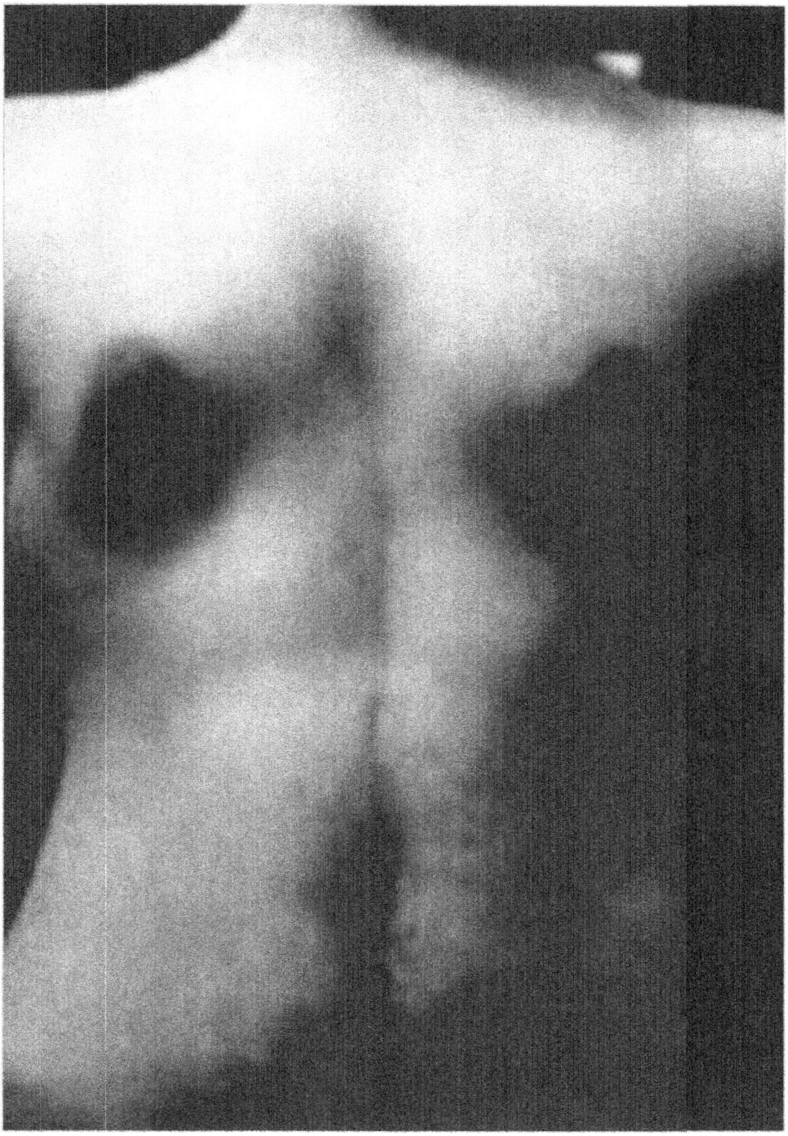

Wissenschaftler erklären diese mögliche Umwandlung mit dem Angriff auf den männlichen Hormonhaushalt durch **Östrogen-ähnlich wirkende Chemikalien**, denen manche Frauen in der **Schwangerschaft** ausgesetzt sind. Diese schwächen oder **blockieren männliche Hormone** und führen zu einem **Östrogenüberschuss** im Körper. Es kommt ein weibliches Kind auf die Welt, ein weibliche Junge oder wie die Expertin es nennt **„ein nicht vollständig vermännlichtes Kind"**.

Weibliche Jungen werden weltweit immer mehr, zeigen die Geburtsstatistiken. Sie können im Vergleich zu „normalen, vollständig vermännlichten Kindern" einen **kürzeren Penis** und **kleinere Hoden** haben, oder die Hoden sind nicht im Hodensack, sondern im Unterleib, oder sie haben einen **kürzeren anogenitalen Abstand**, also die Distanz zwischen After und Geschlechtsteil (ein weibliches körperliches Zeichen; siehe Kapitel 2.1).

Diese **Veränderungen** betreffen nicht nur die **Organe** und den **Körper**, sondern auch das **Verhalten** und die **Gefühle**. Wie man in Afrika sagt: jemand der mit männlichen Geschlechtsorganen geboren wurde, kann dennoch durch Gifte so manipuliert werden, dass er weiblich „handelt".

Auch bei **Erwachsenen** führen diese hormonell wirkenden Chemikalien zu einer stetigen **Feminisierung** des **Körpers**, des **Verhaltens** und der **Lebensweise**, wie zum Beispiel:

- Veränderung der Physiologie (**Körperarchitektur**)
- **Gynäkomastie**: Vergrößerung der Brustdrüse beim Mann und das führt zu Busen-ähnlichen **Brustvergrößerungen**
- Dicker und größer werdende **Brustwarzen**, wie bei Frauen oder Neugeborenen, die mit winzigen Brüsten zur Welt kommen. Bei ihnen liegt es auch an natürlichen und normalen weiblichen Hormonen der Mutter, die auf den Fötus übertragen werden

- Immer **kleinerer und dünnerer Penis** (Verkleinerung und Schrumpfung des Penis)

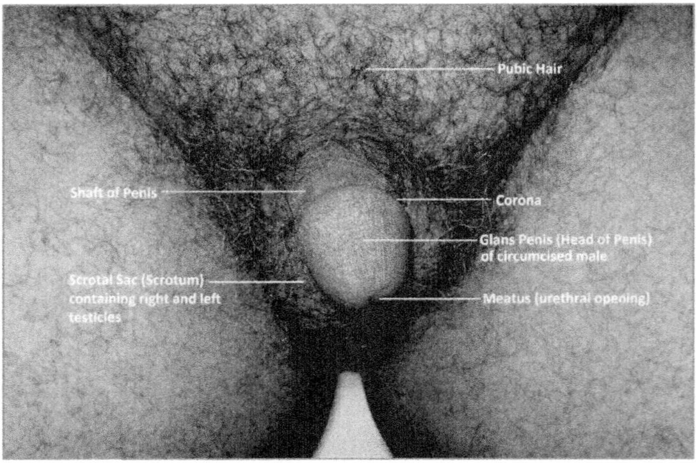

© Msrn1967 via Wikimedia Commons

- Verringerter **Bartwuchs**
- **Wampen und Speckrollen**, wie bei Frauen
- Runder **Bauch**, breitere **Hüften** und breiterer **Po**
- Fetter und schlaffer **Po**, der immer tiefer sitzt
- Fetteinlagerung an **Hüften**, **Armen** und **Schenkeln**
- Fette **Oberarme, Oberschenkel** und **Beine**
- Entstehung von **Cellulite**
- Weniger **Körperbehaarung**

- **Muskelschwund**
- Feminisierung der **Persönlichkeit** (immer mehr Lust auf Dinge, die normalerweise mit Weiblichkeit assoziiert waren: Drogerieartikel konsumieren, Zeit im Bad verbringen, sich schminken, Schönheitsprodukte benutzen usw.)
- Entstehung von typisch **weiblichen Emotionen** (wie schnell weinen) und **Verhaltensweisen** („weichere" Handlungen), sowie sogar Verweiblichung der **Haltung** und der Bewegungs- und **Gangart**.

Krankheiten und Beschwerden:

- **Unfruchtbarkeit**
- **Impotenz** und **Erektionsstörungen** mit Standhaftigkeitsschwäche des Penis
- Verringerung der Größe der **Prostata**
- Verringerung der **Hodengröße**: die Hoden schrumpfen
- Verkleinerung der **Distanz Anus und Penis**. Ein typisches physiologisches Frauenmerkmal
- Krebs, z.B. **Hodenkrebs**

- **Mikropenis**

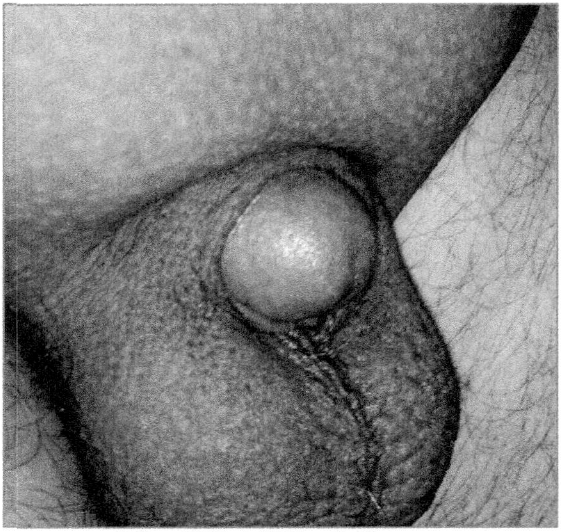

© Torez2012 via Wikimedia Commons

- **Missbildung** der **Geschlechtsorgane**, wie zum Beispiel Penishypospadien (Harnröhre liegt zu weit unten)

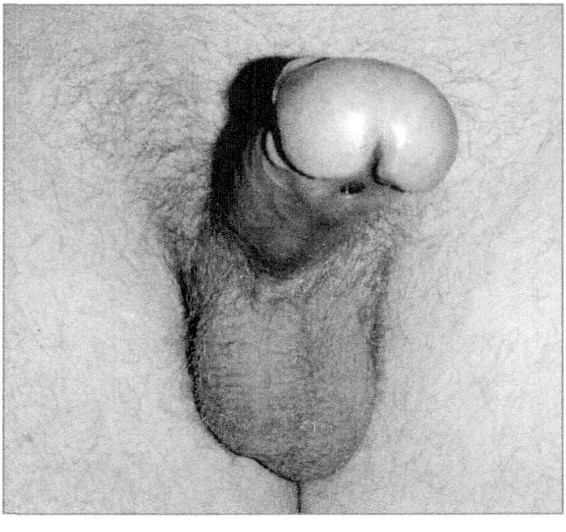

- **Verschlechterung des Spermas** und Verminderung der Produktionsmenge mit qualitativ **schlechten Spermien** als Konsequenz
- **Stoffwechselstörungen**
- Sucht nach **salzigen, fettreichen und eiweißreichen** Lebensmitteln und Heißhunger auf **Süßigkeiten**
- **Fettleber**
- **Diabetes**
- **Herz-Kreislauf-Probleme**
- Psychischen Störungen wie **Depressionen**
- **Konzentrationsschwierigkeiten**
- Gereiztheit und **Stimmungsschwankungen**
- Müdigkeit und **Schlafstörungen**
- **Kopfschmerzen**
- **Antriebslosigkeit**
- Störungen der **Gehirnentwicklung**
- **Verhaltensauffälligkeiten**

- **Allergien**

- **Übergewicht**, denn Östrogene aktivieren die Umwandlung von **Zucker in Fett**. Gibt es zu viele Östrogene, wird auch zu viel Fett produziert und Mann wird dick und jede einzelne Fettzelle erhöht wiederum den Östrogenspiegel, denn die Fettzellen wandeln durch Aromatase das **Testosteron in Östrogen** um. Ein Teufelskreis, der es den Männern sehr schwer macht, abzunehmen. Dazu äußert sich Professor Gilbert Schönfelder, Toxikologe am Institut für Klinische Pharmakologie und Toxikologie der Charité Berlin so: „Die **Diabetes- und Fettleibigkeitsraten** haben weltweit epidemische Ausmaße angenommen. Als Ursachen dafür werden bisher in erster Linie falsche Ernährung und Bewegungsmangel gesehen. Neue Studien zeigen aber, dass die **Belastung mit hormonellen Schadstoffen** einen wichtigen und bisher unterschätzten Anteil daran haben könnte. Deshalb müssen die Vorsorgemaßnahmen ausgebaut werden. Hormonell wirksame Chemikalien dürfen vor allem nicht in die Körper von Kindern, aber auch nicht in die von Erwachsenen gelangen." Quelle: BUND, 21.03.2012

- **Und vieles mehr**

Auch schlanke Menschen können fett sein. Man nennt dieses Phänomen **Skinny Fat**: dünn und trotzdem dick. Sie sehen in normaler Kleidung **schlank** aus, aber wenn sie nackt sind, sieht man, dass sie mehr Fettanteil als Muskel haben und dass alles **schwabbelig** ist. Die Wirkung von weiblich hormonell wirkenden Schadstoffen ist gerade bei solchen Männern sehr spektakulär und sie zeigen starke Anzeichen der **Feminisierung**, wie diese Zeichnung es zeigt. Ohne den Kopf würde man sagen, er ist eine Frau. Im Schwimmbad kann man häufig solche Männer sehen.

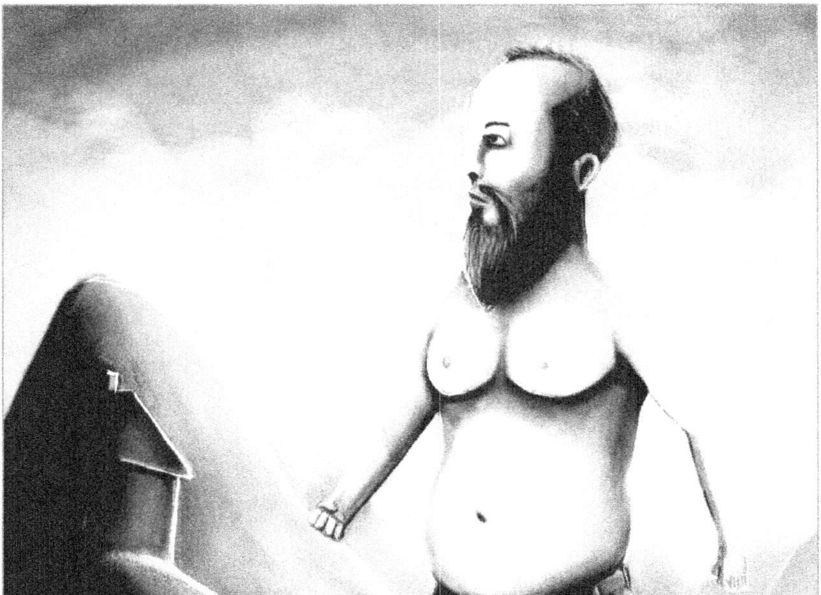

2.3 Wie entsteht der Überschuss an Östrogenen im Männerkörper?

Der **Überschuss** an weiblichen Hormonen im männlichen Körper kann auf viele Weisen entstehen, zum Beispiel durch:

1. Körperfremde Östrogene, genannt **Xenoöstrogene**: Hier handelt es sich um synthetische Stoffe (chemische Verbindungen), die eine Östrogenwirkung haben.
2. Natürliche Pflanzen, die wie Östrogene wirken, die man **Phytoöstrogene** nennt.
3. Natürliche **Schwermetalle** wie Blei oder Cadmium, die auch östrogenartig wirken.
4. Pharmakologisch eingesetzte **Estrogene**.

2.3.1 Körperfremde Östrogene (Xenoöstrogene): Wie die Chemikalien mit östrogenartiger Wirkung Männer verweiblichen

Die Weltgesundheitsorganisation WHO hat hormonell wirksame Chemikalien als „**globale Bedrohung**“ bezeichnet.

Hormonähnlich wirkende Chemikalien und hormonelle Schadstoffe

Eine große Belastung für die Männer sind chemikalische Schadstoffe, die hormonelle Wirkungen haben. **Hormonell** wirksame Chemikalien sind **synthetische Stoffe**, die **von außen** kommen und Xenoöstrogene genannt werden. Sie wirken ähnlich wie körpereigene Hormone. Sie werden auch **Endokrine Disruptoren** genannt und sind endokrin aktive Substanzen (EAS) oder hormonaktive Substanzen, die das **Hormonsystem** verändern, die **Gesundheit** schädigen und den **Stoffwechsel** schwer angreifen.

Sie gelangen als

- **Weichmacher** in Plastik (Wasserflaschen, Behältnisse für Nahrungsmittel, Verpackungen für Gemüse, Fleisch, Obst usw.) und in Medikamenten
- **Pestizide** und **Düngemittel** in der Landwirtschaft

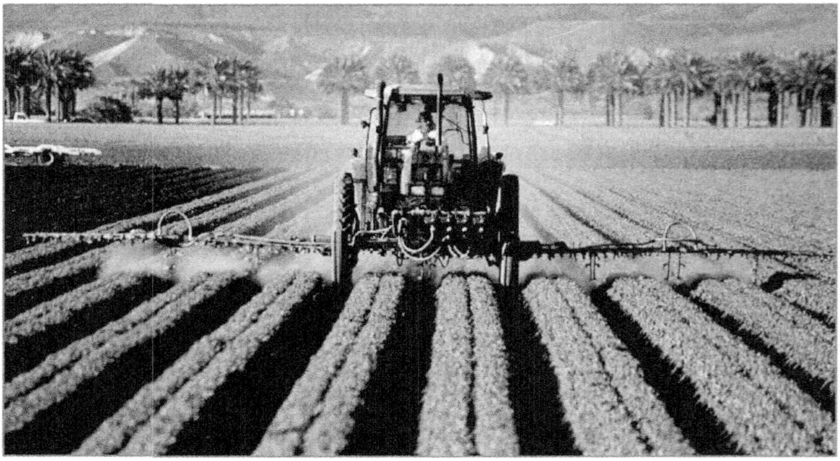

- **Mastfuttermittel** für Tiere
- **Konservierungsstoffe** in Fertiggerichten
- **Beschichtungsmittel** in Konservendosen

in menschliche oder tierische Körper, wirken wie Östrogen und führen somit zu einem Überschuss an weiblichen Hormonen im männlichen Körper.

Es gibt aber auch natürliche Vorkommen von EAS, wie z.B. die Phytoöstrogene (Isoflavone Genistein, Daidzein usw.) oder auch die Schwermetalle, wie Cadmium und Blei, die auch eine östrogenartige Wirkung auf den Körper haben.

EAS können den gesamten **Stoffwechsel** des menschlichen Körpers (wie Wachstum, Entwicklung, Fortpflanzungsvorgänge, Fortpflanzungsorgane) manipulieren, beeinträchtigen und zu Fehlfunktionen verleiten. Sie können die natürlichen **Geschlechtshormone** imitieren, manipulieren, beeinflussen oder blockieren. Die führt zur **Verweiblichung** des Mannes oder auch zur **Vermännlichung** der Frau. Sie haben auch eine schädliche Wirkung auf das **Schilddrüsenhormonsystem**, sie können aber auch weitere **Hormonsysteme** beeinflussen. Manche hormonell wirksamen Chemikalien interagieren untereinander und mit mehreren Hormonrezeptoren gleichzeitig. Somit können sie **alle Vorgänge des Körpers** beeinflussen und stören, die von Hormonen gesteuert werden.

Besonders Föten im Mutterleib, Kleinkinder und Pubertierende reagieren empfindlich auf hormonelle Schadstoffe.

Bei **Tieren** wurde festgestellt, dass diese Substanzen das männliche Geschlecht total verändert haben, Tiere, die männlich gezeugt waren, wurden weiblich geworden. Bei manchen Tieren wurde auch festgestellt, dass sie durch diese hormonellen Angriffe von außen **schwul** oder **lesbisch** wurden. Das bedeutet, dass diese Substanzen einen **Einfluss auf ihre Partnerwahl** haben, ohne dass sie dies gewollt haben.

Wenn dies bei Säuge- und Wirbelversuchstieren passiert, warum sollte es mit dem Mensch anders sein?

Ein Beispiel für einen solchen Stoff ist Prochloraz

Prochloraz ist ein hormonelles Pestizid, es wird als **Fungizid** verwendet, d.h. es ist chemischer Wirkstoff gegen Pilze.

Prochloraz wird gegen Pilz-Befall von **Getreide**, in der **Saatgutbeizung**, bei Pilzerkrankungen anderer **Feldfrüchte**, wie etwa Raps, Rüben, Gemüse, Reis und Kaffee, sowie für den Schutz von **Zitrusfrüchten** während Lagerung und Transport eingesetzt und gelang so durch **Lebensmittel** in die **Blutbahn** der Menschen.

Wie wissenschaftliche Studien belegen, kann Prochloraz das **Hormonsystem** von Menschen und Tieren tiefgreifend beeinflussen und eine Verweiblichung („**Feminisierung**") männlicher Nachkommen sowie **Fehlbildungen** an den Geschlechtsorganen herbeiführen. Bei Tieren wurde diese Wirkung erfolgreich getestet. Außerdem wurden bei dänischen Frauen, die in **Gewächshäusern** arbeiteten, wo viel Prochloraz eingesetzt wird, auch bedenkliche Effekte nachgewiesen. Besonders bei einigen ihrer zu dem Zeitpunkt ungeborenen Babys konnte man im späteren Leben der Kinder erkennbare Auswirkungen wie **Verhaltensstörungen** feststellen.

Die Wirkung kann in bestimmten sensiblen Momenten der Entwicklung wie Empfängnis, Fötus-Entwicklung, Pubertät zu gravierenden Schäden führen.

Babys, Kinder und Heranwachsende sind härter betroffen

Da das Hormonsystem besonders bei Kindern und Jugendlichen die körperliche und geistige Entwicklung stark steuert (weil ihre Organe sich noch in der Entwicklung befinden und sie einen intensiveren Stoffwechsel haben), können diese hormonell wirksamen Stoffe zu immensen **Schäden** und **Veränderungen** an ihrem **Körper** und ihrer **Identität** führen und sogar in Zukunft ihre **Partnerwahl** und **sexuelle Ausrichtung** mitbeeinflussen.

Bei **Männern** kann Prochloraz zu Missbildungen der Geschlechtsorgane führen und sogar **Krebs** (Hodenkrebs) verursachen. Es schädigt auch die **Qualität der Spermien** und reduziert ihre Produktion.

In den Vereinigten Staaten wurden nach dem Wissensstand von 2008 **200 Schadstoffe** in der **Nabelschnur** von Neugeborenen identifiziert. Das ist zu viel und unverantwortlich. Der 2003 verstorbene Dr. John Lee, ein bekannter amerikanischer Fachmann auf dem Gebiet der Hormone fasste die Situation warnend so zusammen:

> **„Wir ertrinken in einem Meer voll petrochemischer Östrogene. Die möglichen Folgen dieses Überschusses sind erschütternd, vor allem wenn man bedenkt, dass einer dieser Folgen die Übertragung der Anomalien der Fortpflanzungsorgane an unsere Nachkommen ist."**

Mehr über Prochloraz in meinem Buch „Die verkrebste Generation", das im Frühjahr 2017 erscheinen wird.

Andere Endokrine, wie Bisphenol A (BPA), PCB, Phthalate, mit ähnlichen Wirkungen sind bekannt und scheinen diese Tendenz zu bestätigen. Erst 1993 wurde eine Liste von Stoffen veröffentlicht, die wie weibliche Hormone wirken.

Nach dem Stand von 2013 sind laut WHO/UNEP bis zu **800 endokrine wirkendende Stoffe** bekannt. Sie führen zu einer männlichen Östrogendominanz.

Beispiele für nachgewiesene oder vermutete Störungen durch einzelne Stoffe (gemäß WHO/UNEP):

- **PCB:** ausreichende Belege für mögliche **Endometriose** und Myome der Gebärmutter beim Menschen sowie Myome, **Tumore** und Nebennierenprobleme bei Robben; starke experimentelle und molekulare Belege für Suppression der **Schilddrüsenhormone** in allen Wirbeltieren und epidemiologische Belege für Beeinträchtigung der **kognitiven Funktion bei Kindern**; eingeschränkte Belege für Prostata- und Brustkrebs beim Menschen und Genitalkarzinomen bei Seelöwen; Belege für **Immundysfunktion** bei Meerestieren und beim Menschen; eingeschränkte Belege für höheres **Diabetesrisiko**; wahrscheinlicher Beitrag zum Rückgang von fischfressenden Vögeln und Säugern.

- **DDT:** ausreichende Belege für **Brustwarzenretention**, Hypospadie, reduzierte Sexualorgangewicht, reduzierte anogenitale Distanz, verzögerte preputiale Trennung, abnormal kleiner Penis, mangelhafte Hoden, **geringerer Testosteronspiegel** beim Mann; erhöhter Estradiolspiegel, abnormale Form der Eierstöcke bei der Frau. Mögliche Ursache von Endometriose und **Störung des Zyklus** beim Menschen. Verdünnung der Eischale, Feminisierung, homosexuelles Verhalten und Populationsrückgang bei Vögeln. Testosteronsenkung und **Entmaskulinisierung** bei Eisbären und Alligatoren, **Intersexualität** bei Fischen und Fröschen. Einige Hinweise auf Suppression von Schilddrüsenhormonen in Meerestieren, Vögeln und Amphibien. Eingeschränkte Belege für **Brustkrebs, Leukämie und Lymphdrüsenkrebs** beim Menschen. Eingeschränkte Evidenz für erhöhtes **Fettleibigkeitsrisiko** bei pränataler Exposition. Wahrscheinlicher Beitrag zum Rückgang von fischfressenden Vögeln und Säugern.

- **PFOS:** kaum untersuchte Hinweise auf Rückgang der weiblichen Fruchtbarkeit und Änderung des **Zyklus**.

- **PBDE:** Eingeschränkte Hinweise auf frühere Menarche und **Lageanomalie des Hodens** beim Menschen, Eischalenverdünnung, verzögerte Schlüpfung und geringeres Schlüpfgewicht bei Vögeln. Starke Evidenz für Suppression der **Schilddrüsenhormone** beim Menschen und arktischer Fauna. Eingeschränkte Belege für **kognitive Störungen**. Mögliche Mitursache des Rückgangs von Meeressäugern.

- **HBCD:** kaum untersucht, tritt häufig zusammen mit PDBE und PCB in Geweben in Erscheinung, manchmal mit ähnlichen Effekten assoziiert.

- **PFOA:** bisher kaum untersucht, sehr eingeschränkte Hinweise auf **Schwangerschaftsprobleme** und **Fettleibigkeit** beim Menschen.

- **DEHP:** zahlreiche negative Effekte auf **Männlichkeit**, ähnlich DDT.

- **Triclosan:** kaum untersuchte Hinweise auf Störung steroidogener Enzyme, die eine Rolle bei der **Produktion von Testosteron und Östrogen** spielen. Könnte gemäß wenigen Laborstudien negative Effekte auf den **Reproduktionserfolg** bei Männern und Frauen haben. Eingeschränkte epidemiologische Hinweise auf Zusammenhang mit **Heuschnupfen** und **Allergien**.

- **Bisphenol A:** BPA dient vor allem als Ausgangsstoff zur Synthese polymerer Kunststoffe. Bisphenol A im Mutterleib verweiblicht Rattenjunge. Selbst extrem niedrige Dosen bewirken typisch weibliche Zehenlängen - noch bei den Enkeln. Wirkt als Östrogen bei allen Wirbeltieren. Eingeschränkte Belege für Störung des **Sexualzyklus**. Milchdrüse empfindlicher für **Tumorentwicklung** und Estradiol. Reguliert Fettgewebe über Östrogenrezeptoren in Fettzellen. Beeinflusst die Funktion von Betazellen, verstärkt **Insulinresistenz** und **Glukoseintoleranz**. Eingeschränkte epidemiologische Hinweise auf **Diabetes** und veränderte **Leberfunktion** beim Menschen. Beeinflussung der **Schilddrüsenhormone** und Metamorphose bei Amphibien. Senkt **Lernfähigkeit** bei Weißfußmäusen, Einfluss auf **Entfeminisierung** und **Hyperaktivität**.

- **Atrazin:** Störung des **Sexualzyklus** bei Ratten, **Intersexualität** bei Fröschen, **Immundepression** nach pränataler Exposition bei Ratten, Amphibien und Fischen.

- **Vinclozolin:** Anti-Androgen, das bei männlichen Nagern **Testosteron senkt**, Hypospadie und Hodendystopie verursacht, die **Brustwarzenentwicklung** stört, und den Penis verkleinert. Bei Kaninchen **Feminisierung** und Verlust sexuellen Interesses. **Maskulinisierung** der Weibchen. Gestörtes **Geschlechterverhältnis** bei in Experimentalstudien mit Fischen. Geringere Eiablage und Reproduktion bei Vögeln. Mögliches **Karzinogen**.

- **Fluoxetin:** Beeinflusst möglicherweise **Sexualhormone** und **Reproduktion** sowie das Futterverhalten bei Fischen und anderen Wasserwirbeltieren. Geringeres **Wachstum** von Kaulquappen aufgrund reduzierten Futterverhaltens. Verfrühte Eiablage und nicht überlebensfähige Larven bei Süßwasserweichtieren.

- **Levonorgestrel:** Kaum untersucht, kann den **Reproduktionserfolg** und Eiablage weiblicher Fische und das **sexuelle Interesse** männlicher Fische einschränken.

- **Methylquecksilber:** Hinreichend untersucht. Überschreitet die **Blut-Hirn-Schranke** und senkt den Spiegel von Enzymen mit wichtiger Funktion bei **Reproduktion**, **Kognition**, **Wachstum** und **Entwicklung** bei Wirbeltieren. Erhöhte Exposition von Fischen und Amphibien beeinträchtigt die Reproduktion, der Flucht- und Futterverhalten. Wirkt bei Wasservögeln negativ auf Balzverhalten und Partnerwahl.

Quelle : https://de.wikipedia.org/wiki/Endokrine_Disruptoren

Weichmacher können Unfruchtbarkeit bei Männern verursachen

Manche Endokrine, wie **Phthalate** (Weichmacher, sie finden sich da, wo Kunststoffe möglichst lange elastisch bleiben sollen) und **bromierte Flammschutzmittel** hemmen die Wirkung der männlichen Sexualhormone und haben gleichzeitig eine Östrogenwirkung.

Manche, wie die die Phthalate DEHP, DBP und BBP, werden in der EU als **fortpflanzungsgefährdend** eingestuft und dennoch weiter in Alltagsprodukten eingesetzt. Weichmacher kommen über **kontaminierte Nahrungsmittel** in die menschliche Blutbahn. Der Hauptanteil der Gesamtaufnahme dieses Stoffes geschieht durch **Trinkwasser**, Getränke in **Plastikflaschen**, **Muttermilch**, durch den Hautkontakt mit **Kosmetikprodukten** oder **Thermalpapier** (zum Beispiel Rechnungen, Parktickets, Eintrittskarten etc.).

Hormonell wirkende Schadstoffe können sich **addieren** und somit auch bei **kleiner Konzentration** einzelner Stoffe dem Körper **enorm schaden**, obwohl jeder Stoff allein keine Wirkung erzielt hätte.

Hormonähnlich wirkende Chemikalien wie Bisphenol A (BPA) beeinflussen selbst in niedrigen Dosen den Hormonhaushalt von Ungeborenen und Kleinkindern.

2.3.2 Natürliche Stoffe, die wie Östrogen wirken: Schwermetalle

Schwermetalle sind natürliche Stoffe. Das bedeutet, dass sie in der Natur vorkommen. Manche sind sogar in geringer Menge (als Spurenelemente) lebenswichtig. Andererseits wirken einige in höherer Konzentration **giftig**, **krebserregend** und **östrogenartig**.

Besonders problematisch sind sogenannte **Metall-Östrogene**, wie z. B. **Cadmium**, **Blei** oder **Quecksilber** Sie sind häufig die Ursache für **Progesteronmangel** und **Schilddrüsenunterfunktion**. Sie beeinflussen oder verändern wichtige Hormonstoffwechselwege und bringen den **Hormonhaushalt** durcheinander. Die Testosteronproduktion wird gestört und der Östrogenspiegel erhört. Schwermetalle erhöhen massiv das Risiko für hormonabhängige **Tumore**.

Einige Schwermetalle reichern sich über die Nahrungskette in **tierischen Fetten** an, vor allem in Fleisch und Fisch. Einige Schwermetalle werden industriell genutzt und gelangen so an den **Arbeitsplatz** und in die **Umwelt** und letztendlich in dem Körper.

Auch über **Zahnmaterialien** (Amalgam = Quecksilber, Silber, Kupfer, Zinn) gelangen Schwermetalle in die Blutbahn.

Viele **Impfungen** beinhalten noch immer **Quecksilber**, das so in unserem Körper gelangt.

Muttermilch und die **Milch** von Tieren können große Konzentrationen an Schwermetallen haben, die besonders bei männlichen (aber auch bei weiblichen) **Babys** enorme Schäden verursachen können.

2.3.3 Wachstumshormone in Naturpflanzen: Phytoöstrogene, natürliche Pflanzenstoffe mit hormonähnlicher Wirkung

Phytoöstrogene sind sekundäre Pflanzenstoffe, die die Pflanze vor Pilze und Bakterien schützen (**natürliche Pestizide**) und sie wirken **östrogenartig**, weil sie in ihrer Struktur und Funktion einer der wirksamen natürlichen Form des Östrogens dem 17-ß-Östradiol ähneln.

Isoflavone und **Lignane** gehören zu den Phytoöstrogenen. Sie haben sowohl eine östrogene als auch antiöstrogene Wirkung.

Sie können die Östrogenrezeptoren aktivieren. Sie können sie aber auch blockieren. Die **Vor- oder Nachteile** der Phytoöstrogene hängen von ihrer Konzentration im Körper ab.

Sie können **positiv** auf dem Körper wirken, wenn man nicht viel davon isst. Sie wirken gegen **Osteoporose**, **Brust**-, **Prostata**- und **Gebärmutterkrebs** und viel mehr.

Je nach Lebensmittelzufuhr kann ihre **Konzentration** aber im Körper das **100- bis 10.000-fache übersteigen** und Männer wesentlichen Schaden zufügen.

Folgen eines Überschusses an Phytoöstrogenen

- **Unfruchtbarkeit** und **Entwicklungsstörungen**. Es wurde festgestellt, dass Schafe, die zu viel phytoöstrogenhaltige Nahrungsmittel, wie Klee, zu sich nahmen, eine verminderte Fruchtbarkeit hatten. Eine Reihe weiterer Studien mit Wild- und Haustieren konnten diese Erkenntnisse bestätigen. Es konnte nachgewiesen werden, dass eine phytoöstrogenreiche Lebensmittelzufuhr lebenslange negative Auswirkungen auf die Fertilität von den Versuchstieren hat.

- Entwicklungsstörung der **Harnröhre**, oft mit einer Krümmung des Penisschaftes (Penishypospadien), besonders bei **Söhnen** von **Vegetarierinnen**.

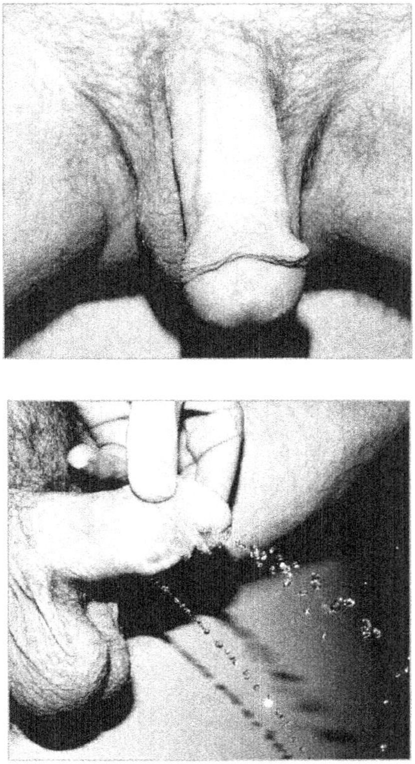

Penis mit Hypospadie und zwei Harnröhren-Fisteln beim Urinieren: der Urin läuft sowohl aus der Harnröhren-Öffnung als auch seitlich aus den Fisteln aus und verhindert somit ein Urinieren im Stehen.

© Quercus07 via Wikimedia Commons

- **Organdifferenzierungsstörung** vor- und nachgeburtlich, durch hohe Dosen von bestimmten Phytoöstrogenen.
- **Vergrößerung der Brustdrüse** bei Männern durch die im **Bier** enthaltenen Phytoöstrogene (Hopfen).
- erhöhtes **Allergierisiko**
- Das Risiko für **Gebärmutterhalskrebs** steigt.
- **Menstruationsprobleme**, wenn Säuglinge mit Säuglingsnahrung auf Sojabasis gefüttert wurden

2.4 Woher kommt der Östrogen-Überschuss im männlichen Körper?

Der Überschuss an weiblichen Hormonen im männlichen Körper kann viele Ursachen haben, die sich gegenseitig verstärken. Zum großen Teil entsteht er aber durch den Einsatz von fremden synthetischen Stoffen, die ähnlich wie Hormone wirken und/oder gleichzeitig die Produktion von männlichen Hormonen hemmen. Diese hormonähnlich wirkenden chemischen Stoffe nennt man **Endokrine**. Diese sind es, die uns hier interessieren, denn sie machen den Hormonhaushalt der Männer am stärksten verrückt.

Diese Östrogene gelangen auf verschiedenen Wegen in den Körper:

- Durch die **Haut**
- Durch die **Lunge**
- Die Hauptquelle des erhöhten Östrogenspiegels im Männerkörper ist aber seine **Ernährung**. Das bedeutet, es liegt an **Lebensmitteln** und **Getränken**, die der Mann

> zu sich nimmt. Diese sind oft mit synthetischen, hormonähnlichen Substanzen kontaminiert oder sie enthalten diese hormonartig wirkenden Substanzen selbst, wie die Phytoöstrogene oder die Schwermetalle wie Blei oder Cadmium

Schon als Kind in Afrika, vor über 40 Jahren in den 1970ern, und später während meiner Lehre wusste ich, dass es bestimmte moderne **Lebensmittel** gibt, die Frauen oder Männer nicht essen, weil sie in ihrem Körper bestimmte weibliche bzw. männliche **Funktionen destabilisieren** können. Mein Naturmedizin-Lehrer führte mit uns zahlreiche einfache Experimente durch, die uns zeigten, warum diese süße **Kondensmilch** und das **Milchpulver** von Nestlé, das man den Kindern in Afrika gab und das überall zu finden war, ungesund sind. Das war zu einer Zeit, zu der Nestlé die Bevölkerung mit allen Mitteln dazu brachte, Babys stark gesüßte Milchprodukte und weizenreiche Produkte aus Dosen zu geben und Muttermilch als ungesund und unhygienisch anzusehen.

Unsere Nahrungsmittel sind regelrecht verseucht mit Chemikalien. Die Politik reagiert mit höchsten Grenzwerten. Die Festlegung der Grenzwerte bezieht sich aber nur auf jede Chemikalie einzeln und nicht auf den gesamten **Chemikalien-Cocktail**, den wir in verschiedene Lebensmittel zu uns nehmen. Deswegen ist es auch lächerlich, wenn einer behauptet, dass der Grenzwert der Chemikalie X zu niedrig ist, um dem Körper zu schaden. Denn was ist mit der **Summe** all dieser Chemikalien? Zwar handelt es sich normalerweise um winzige Konzentrationen, aber angesichts der Tatsache, dass wir jeden Tag verschiedene Lebensmittel zu uns nehmen, die verschiedene solcher Stoffe beinhalten, können und werden diese hormonähnlich wirkenden Schadstoffe oft eine kritische Menge erreichen und die Grenzwerte nach oben katapultieren. Und wenn sie **über Jahre** aufgenommen werden und sich im Körper anreichern, können sie uns **schaden**.

Diese hormonell wirkenden Schadstoffe können synergetisch wirken und sich zusammen mit einer fett- und zuckerreichen Ernährung so gegenseitig in ihrer Wirkung sehr verstärken. Alkohol und Rauchen können auch dazu beitragen, dass diese Stoffe noch stärker wirken.

„Alkohol wirkt als Lösungsmittel für endokrine Disruptoren und potenziert Immundefizite und Infekte" so Prof. Dr. Schulte-Übbing in einem Interview.

Chemikalien in Plastik gelangen in Lebensmittel

Viele **Verpackungsmaterialien** enthalten Stoffe, die über die Nahrungsmittel von Menschen aufgenommen werden und zu schweren Gesundheitsbeschwerden führen.

> **„Neben Pestizidrückständen aus der landwirtschaftlichen Produktion sind Kunststoffverpackungen und -behälter eine zweite wichtige Quelle für hormonell wirksame Chemikalien in unserer Nahrung."**

So steht es in einer Broschüre der Global2000, einer österreichischen Umweltorganisation.

Kunststoffprodukte aus Polycarbonat (PC), Polyvinylchlorid (PVC) sind zu meiden.

Zu den am häufigsten in Plastik vorkommenden hormonell wirksamen Chemikalien, die dazu krebserregend sind, gehören **Phthalate.** Sie sind als **Weichmacher** in Polyvinylchlorid (PVC) und Bisphenol A (BPA) das Ausgangsmaterial für Polycarbonat und Epoxidharze.

Chemikalien mit hormonellen Wirkungen (Weichmacher) werden durch Kontakt aus dem Plastik (PVC, Polycarbonat BPA, usw.) der **Lebensmittelverpackungen** für Gemüse, Obst, Fleisch ausgelöst, infizieren diese Nahrungsmittel und landen so durch den Verzehr im Körper.

Weichmacher aus Kunststoff bleiben nicht in der Verpackung, sondern treten gleichmäßig aus und gelangen so in die Nahrungskette.

So ist es zum Beispiel mit **Bisphenol A**, das man in Flaschen und Behältnissen für Lebensmittel aus Polycarbonat, und in mit BPA-haltigem Epoxidharz beschichteten **Konservendosen** findet.

Lebensmittel wie Fleisch oder Gemüse, die in Plastik verpackt sind und Getränke in Plastikflaschen enthalten in unterschiedlichen Konzentrationen Weichmacher.

2.4.1 Hormonelle Schadstoffe in Gemüse und Obst

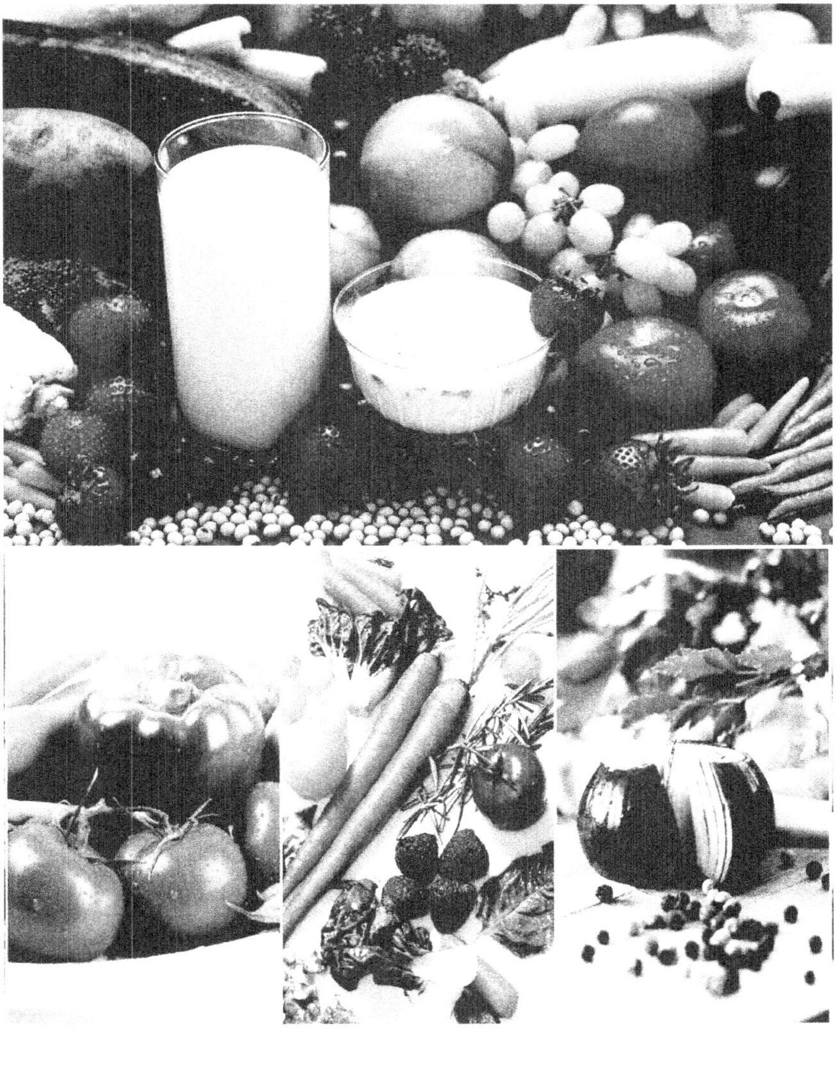

Hormonell wirksame Pestizidrückstände findet man in vielen Gemüsesorten und in Obst aus konventioneller Produktion. Die mit hormonell wirkenden **Pestiziden** am höchsten belasteten Lebensmittel in der EU sind **Kopfsalat, Tomaten, Gurken, Äpfel** und **Lauch.**

Eine Untersuchung des Pestizid Aktions-Netzwerks (PAN Europe und PAN Germany) und der österreichischen Umweltschutzorganisation Global 2000 im Jahr 2012 ergab, dass Verbraucher bis zu 30 verschiedene **hormonaktive Pestizide** und schlimmstenfalls sogar ein Gemisch von über 20 dieser Stoffe in einem Lebensmittel konsumieren.

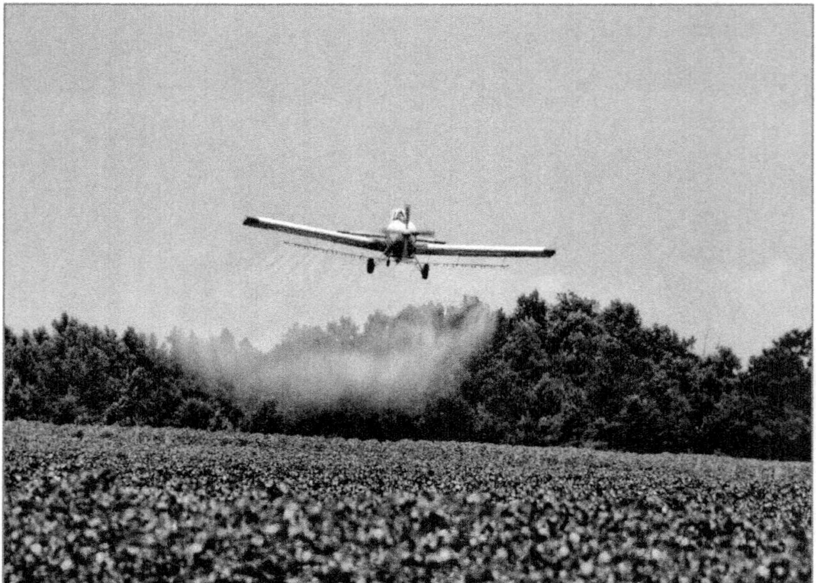

Die TOP 10 der Lebensmitteln, die am stärksten mit hormonell wirksamen Pestiziden belastet sind:

1. Salat
2. Tomaten
3. Gurken
4. Apfel
5. Lauch
6. Pfirsich
7. Erdbeeren
8. Birne
9. Trauben
10. Paprika

Zitrusfrüchte sind auch sehr belastet aber die Schale schützt das Fruchtfleisch und so kann man sie verzehren, ohne sich zu schaden, wenn die Früchte vorher gewaschen und geschält sind.

2.4.2 Hormone in Fleisch, Geflügel und Fisch

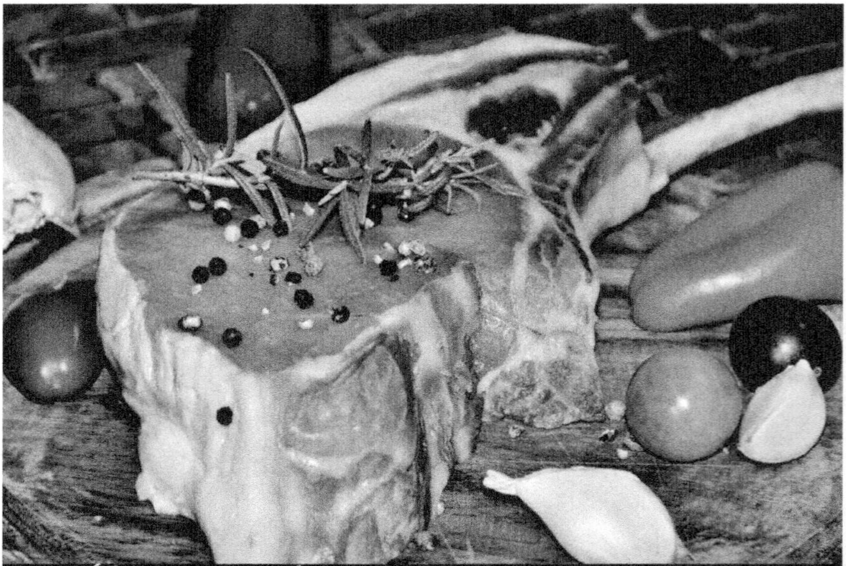

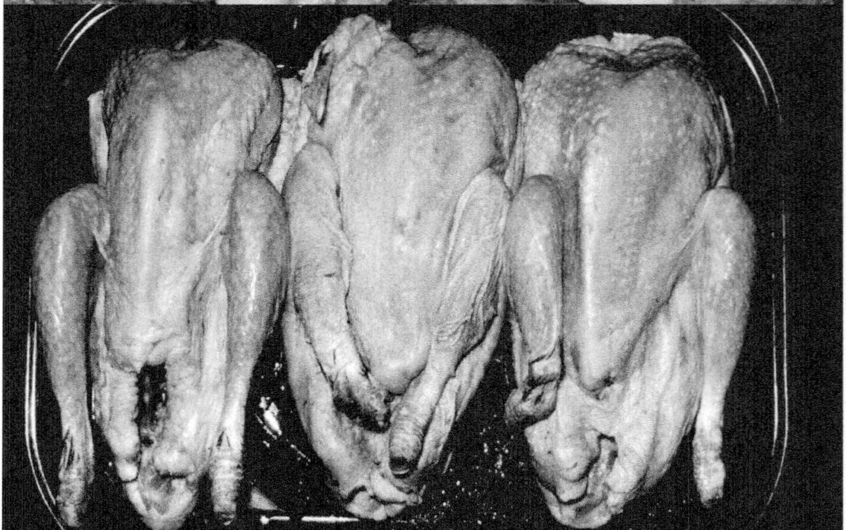

Tierische Produkte sind in den seltensten Fällen komplett hormonfrei. Ein hoher Konsum von Eiern, Fleisch und Wurstwaren bedeutet deswegen eine **erhöhte Hormonaufnahme**.

In Deutschland, wie in allen westlichen Ländern und zunehmend weltweit, werden systematisch **sexuell wirkende Hormone** in der Zucht von Tieren eingesetzt: Zur Steigerung der Leistung und zur Einsparung von Arbeitsaufwand:

- Für die **Zyklussynchronisation** oder das Fruchtbarkeitsmanagement
- In vielen tierischen Nahrungsmitteln werden östrogenähnliche Hormone als **Mastmittel** benutzt, um die Zahl der Tiere zu steigern und damit schneller viel Fleisch zu produzieren.
- Medikamente werden eingesetzt, damit Kühe **mehr Milch** geben.
- Um **frühere Geburten** einzuleiten, damit die Tiere schneller gebären. Die Landwirte gewinnen so an Zeit.
- Nach der Geburt werden den Tieren wieder Hormone zugesetzt, damit sie schneller (nach nur wenigen Wochen) wieder **trächtig** sind.

Wachstumshormone, das bedeutet Hormone zur **Wachstumsbeschleunigung** sind in Deutschland und in vielen europäischen Ländern verboten. Diese wirken wie **Dopingmittel**. Das Problem aber ist, dass unser Fleisch und unsere Fleischerzeugnisse (Dosenfleisch, Fleisch in Fertiggerichten, Burger, Tiefkühlfleisch usw.), sowie auch Tierfutter auf Fleischbasis, auch von überall aus der Welt kommen können, das heißt auch von dort, wo **Wachstumshormone** eingesetzt werden.

So zum Beispiel Ractopamin, ein Hormon, das auch in **Brasilien** gerne benutzt wird. Ractopamin lässt Mastschweine und Rinder schneller Fleisch entwickeln. So verzehren wir auch diese Hormone ohne es zu wissen. In den **USA** zum Beispiel sind Wachstumshormone bei Mastschweinen und -rindern ebenso wie bei Milchkühen **erlaubt**.

Auch in Fisch und Sushi werden hormonhaltige Wirkstoffe gefunden

Die **Hormone und Gifte**, die wir in der Landwirtschaft benutzen (Schädlingsbekämpfungsmittel, Düngemittel), sowie Reste von **Pillen**, **Medikamenten** und andere **Chemikalien** landen im Meer (und können je nach Konzentration der Gifte die Meerestiere kontaminieren) und in Grünflächen, deren Gras Tiere fressen.

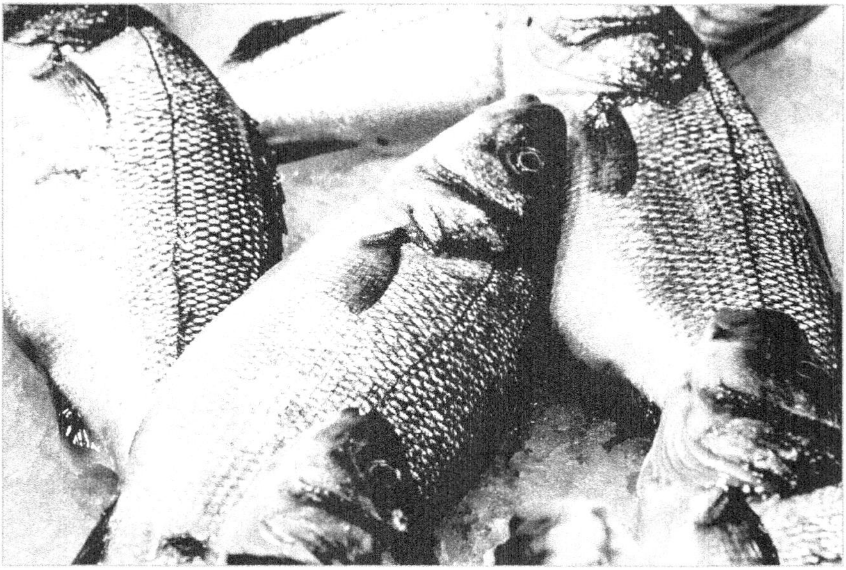

In vielen dieser Tiere findet man **Biozide** und **Schwermetalle**, wie Blei oder Cadmium.

Zuchtfische werden auch mit Chemikalien behandelt, die eine hormonelle Wirkung vorweisen.

Wurstwaren sind eine große Quelle von Östrogenhaltigen Substanzen

Sie enthalten sowohl Reste von Chemikalien aus der **Tierzucht** als auch Chemikalien von der **Weiterbehandlung**, zum Beispiel Zusatzstoffe wie **Konservierungsstoffe**, die östrogenartig wirken.

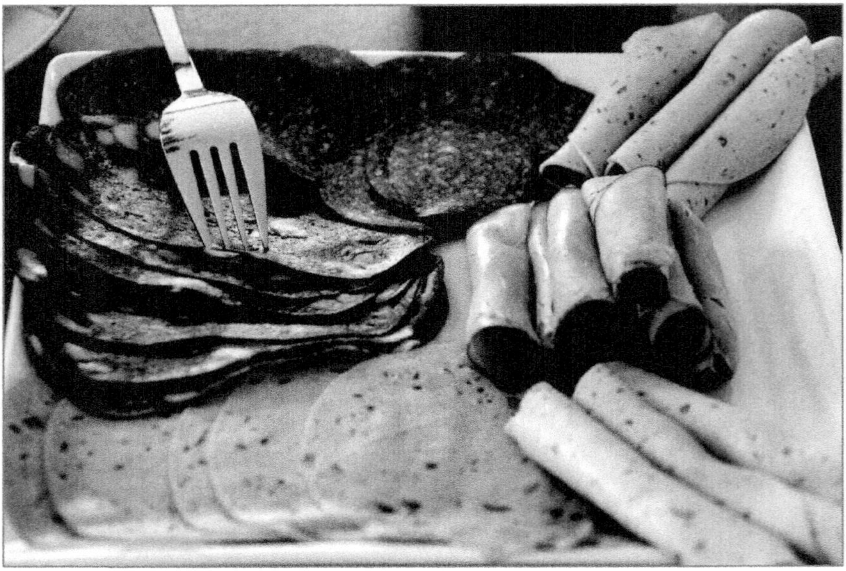

Da sie außerdem oft in **Plastik** verpackt sind und Plastik hormonell wirkende **Weichmacher** enthalten, werden die Wurstwaren damit infiziert und so landen die Giftstoffe beim Verzehr im Körper. Der regelmäßige Verzehr großer Mengen an Wurstwaren führt unausweichlich zu **Übergewicht** und **Verweiblichung**.

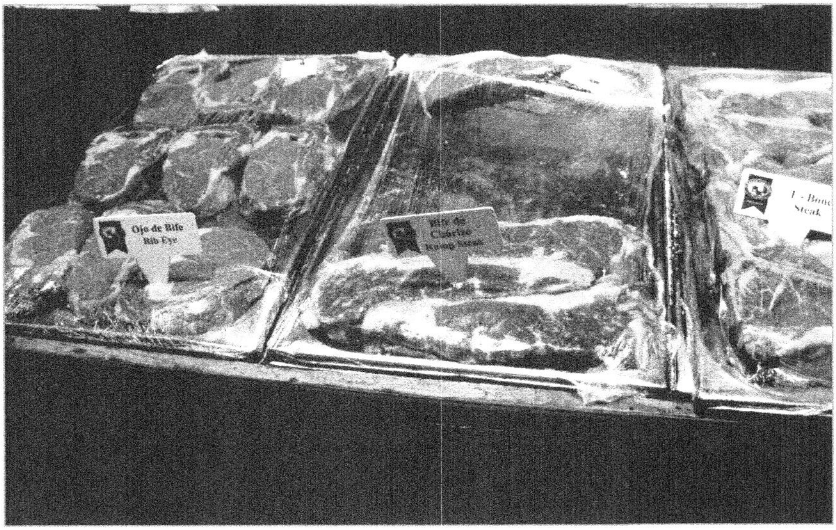

Das **Futter** vieler Tiere, wie z.B. Geflügel, basiert oft auf **Gen-Soja**. Da **Pestizide** für den Anbau der Gen-Soja Monokulturen essentiell sind, landen sie auch im Geflügelfleisch und von dort im Menschen.

Bei **Geflügel** werden Hormone immer häufiger eingesetzt, und ein Teil dieser Hormone geht beim Verzehr auf den Menschen über. Auch **Eier** enthalten immer Spuren der Östrogene des Huhns.

2.4.3 Hormone in Fertigprodukten und Fastfood

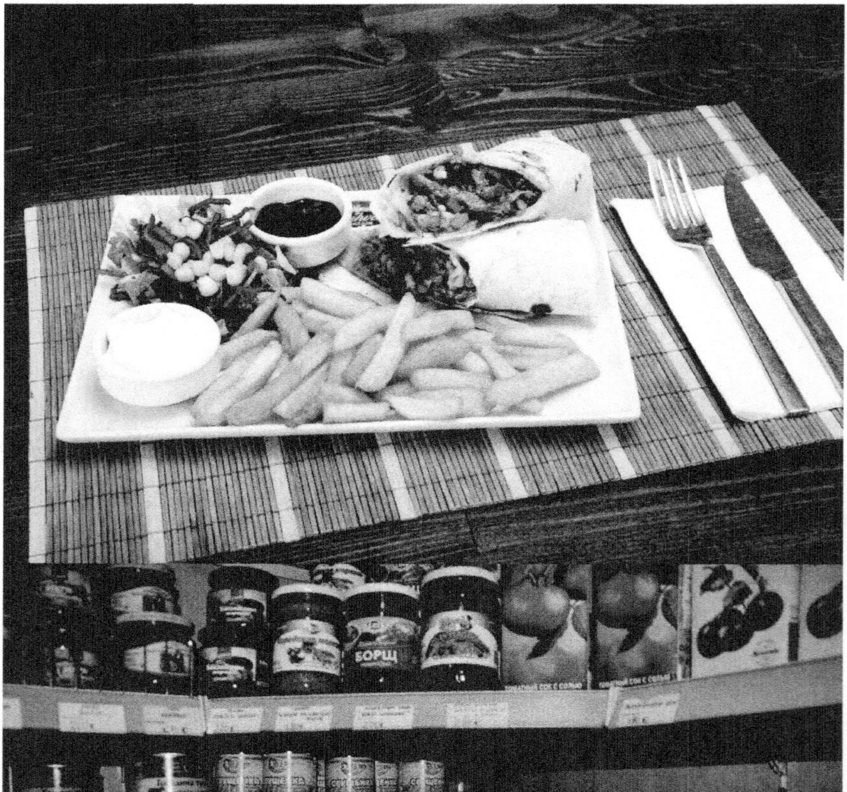

Fertiggerichte, Tiefkühltruhen-Lebensmittel und Fastfood enthalten zahlreiche Schadstoffe, die östrogenartig wirken:

- Mit Kunststoff beschichtete **Konservendosen** enthalten oft Weichmacher. Diese Weichmachen lösen sich aus dem Kunststoff und landen in der Nahrung, die wir verzehren.
- **Verpackungen** aus Kunststoff, wie z.B. um gefrorene Pizza, können Weichmacher enthalten. Weichmacher treten gleichmäßig aus und gelangen so in die Nahrungskette.
- **Chemische Zusatzstoffe** (wie Aromen, Konservierungs- und Verdickungsmittel, Farbstoffe).
- Sie enthalten **Transfette**.
- Sie enthalten zu viel **Zucker** und **Salz**, meist künstlich.
- Oft werden die **billigsten Fleischprodukte** benutzt, die aus konventioneller Tierhaltung kommen und die mit Hormonen vollgepumpt sind. Das gilt auch für andere verwendete Lebensmittel.
- In vielen Fastfood Gerichten sind nicht die natürlichen Lebensmittel vorhanden, sondern **Lebensmittelersatz**. Zum Beispiel Fleisch: in vielen Fertiggerichten oder Fastfood-Restaurants sieht es zwar wegen der beigemischten Chemikalien aus wie ein natürliches Fleischerzeugnis,

wird aber **künstlich** hergestellt. So ist es auch mit Käse und Salami auf Pizza, die vermehrt künstlich sind und außerdem stark **östrogenhaltig**. Hackfleischbällchen von McDonald's schmecken so künstlich, obwohl sie aussehen, als ob sie wirklich aus 100% Fleisch bestehen würden.

Auch Gerichte, die auf den Blick gesund aussehen, können sehr schädlich sein, zum Beispiel die **asiatische Küche** für westliche Menschen. Diese Gerichte enthalten zu viele **Zusatzstoffe**, zu viel **Zucker**, künstliche **Geschmackverstärker** und, und, und… Wenn man viel und oft in China Restaurants in Europa isst, kann das negative Folgen für den Mann haben. Das gleiche gilt auch für **Döner** oder **Kebab**.

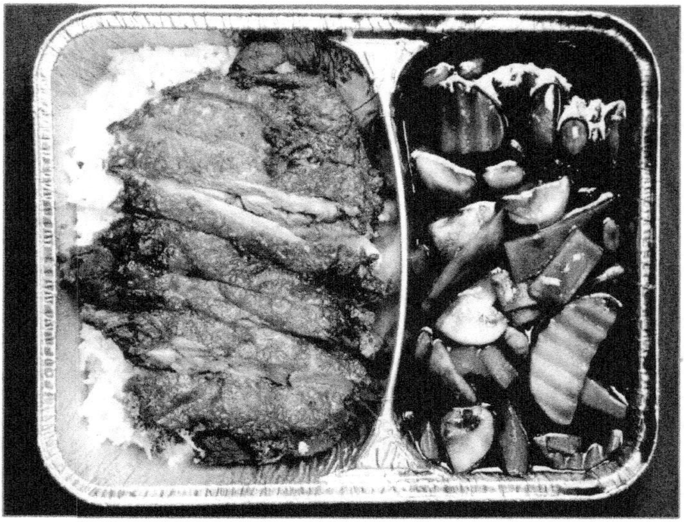

2.4.4 Hormone in Milch und Milchprodukten

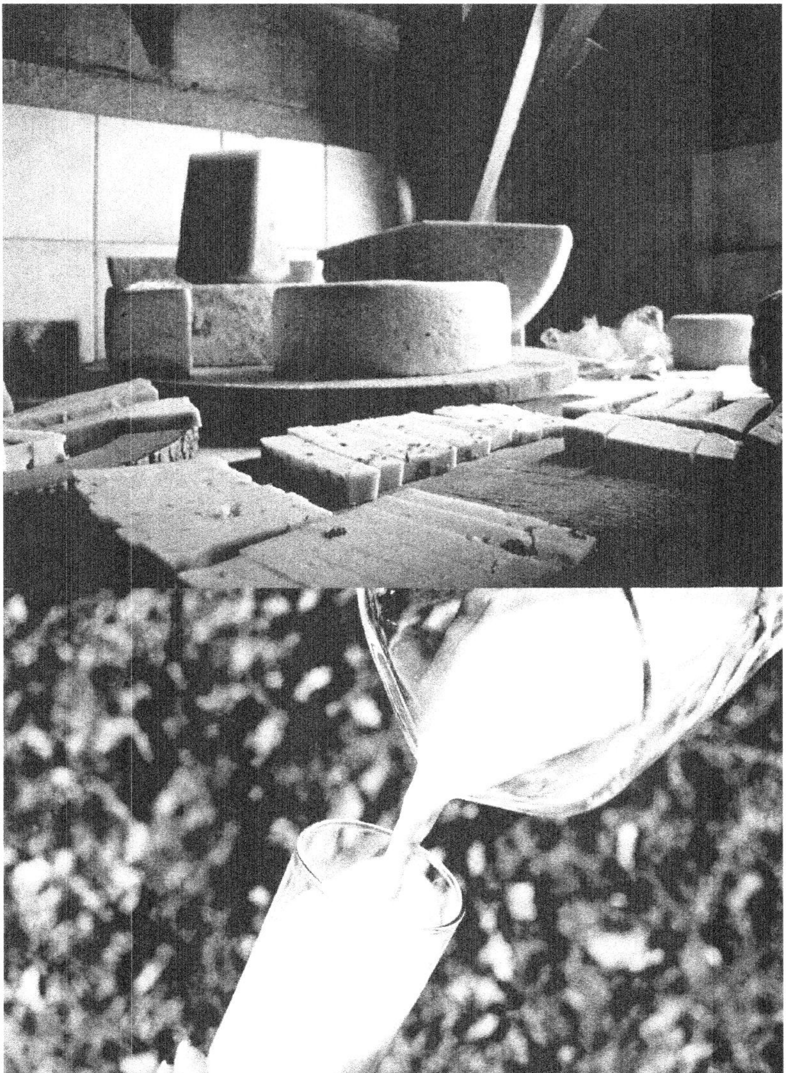

Milch und Milchprodukte können der Auslöser eines Überschusses von Östrogen im Körper sein

1. Auf natürliche Weise

Denn Milch ist überwiegend nichts anderes, als **Wachstumshormone** in gelöster Form, die dazu gedacht sind, dass ein Organismus heranwächst. Aus diesem Grund stellt der Körper auch normalerweise die Bildung des für die Milchspaltung nötigen Enzyms **Laktase** nach den ersten Lebensjahren wieder ein.

Von Natur aus ist der Mensch nämlich kein geborener Kuh-Milchtrinker, deswegen reagiert noch heute ein Großteil der Menschen mit **Unverträglichkeit** auf den Verzehr von Milch. Sie enthält Stoffe (Milchzucker genannt **Laktose**), die ursprünglich nur von Säuglingen, die noch Muttermilch bekamen, verdaut werden konnten. Die Natur hat nicht vorgesehen, dass Menschen im **Erwachsenenalter** noch Milch trinken, egal ob Muttermilch oder Tiermilch. Auch Tiere trinken Milch nur solange sie klein sind. In diesem Alter brauchen sie noch diese **Östrogen-Bombe** für das gesunde Wachstum.

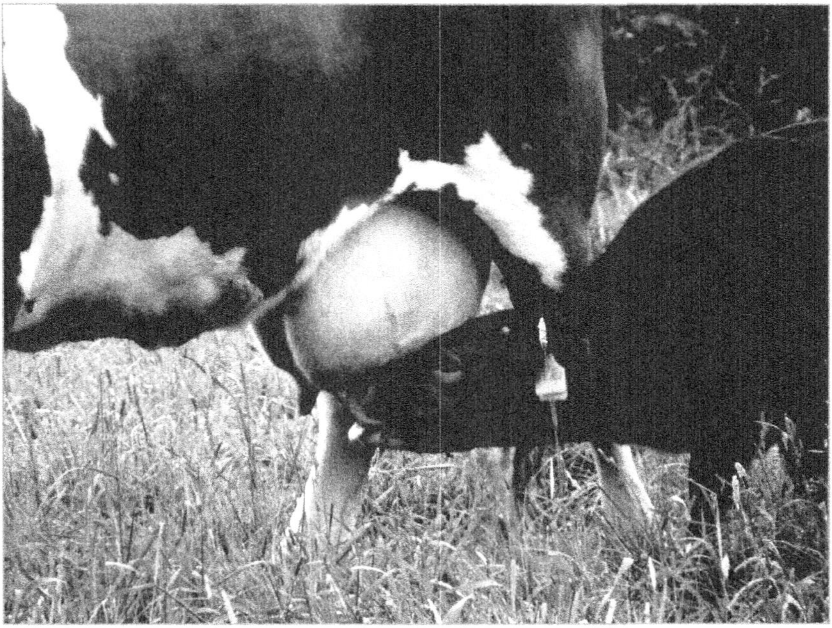

Wenn wir **erwachsen** geworden sind, brauchen unsere Zellen und Organe, das heißt unser Körper, diese Östrogen in dieser Menge nicht, denn fast alles in uns ist **ausgewachsen**. Da der Körper diese Menge nicht mehr verarbeitet kann, entsteht ein **Überschuss** an Östrogenen im Körper und stört das **Hormonhaushalts-Gleichgewicht** mit gravierenden Folgen, die wir schon kennengelernt haben. Eine dieser **Folgen** intensiven Milchprodukteverzehrs ist die starke **Verweiblichung** des Mannes.

2. Durch Einfluss von Außen: In der Milch steckt, was in die Kuh hineingetan wird

Milch enthält immer Teile der Östrogene der Kuh. Bei der Milch wird der Östrogengehalt davon beeinflusst, ob die Kuh trächtig ist und in welchem Stadium der Trächtigkeit sie sich befindet. Da Kühe bei der konventionellen Zucht immer im „künstlichen" **Trächtigkeitszustand** sind, enthält die Milch immer sehr viele Östrogene. Ein hoher Konsum von Milch und Milchprodukten bedeutet deswegen immer eine erhöhte Hormonaufnahme.

Das steckt in der Milch und führt zu einem Östrogenüberschuss in menschlichen Körper:

- Rückstände östrogenhaltiger Stoffen verursachen weibliche Hormone im Übermaß. Die Kühe müssen **künstlich** in einem „**schwangeren Modus**" gehalten werden, damit sie ganzjährig Milch erzeugen können. Sie bekommen deswegen **Hormone** zur **Leistungs- und Wachstumssteigerung** verabreicht. (Normalerweise können Säugetiere nur Milch erzeugen, wenn sie schwanger sind und Babys bekommen).

- Rückstände von **Medikamenten** und Schadstoffe durch **Antibiotika**, die Kühe bekommen, damit sie hochleistungsfähig bleiben.

- **Insektenvernichtungs- und Pflanzenschutzmittel** (Insektizide und Pestizide), die über das Gras und die Futtermittel aufgenommen werden.

- Chemikalien: **Schlechte Futtermittel** mit vielen Chemikalien (wenn Tiere Kannibalen werden?). Die Milchkühe sind heute **Hochleistungsmilchmaschinen**. Sie bekommen mit Eiweißstoffen angereichertes Spezialfutter mit **genmanipuliertem** Soja.

- Tiermilch kann große Konzentrationen an **Schwermetallen** aufweisen, die besonders bei männlichen (aber auch bei weiblichen) Babys enorme Schäden verursachen können. Schwermetalle wie Blei, Cadmium oder Quecksilber **destabilisieren** das Hormonsystem regelrecht, lassen den **Östrogenspiegel** steigen und hemmen gleichzeitig die **Testosteronfunktionen**.

3. Östrogen aus Testosteron, wegen des Fetts

Milch macht fett. Das ist bekannt. Im **Fettgewebe** können Steroidhormone aus dem Blut zu Östrogenen umgebaut werden.

Milch und Milchprodukte können zu Übergewicht führen. Das Übergewicht führt seinerseits zu mehr Produktion von Östrogenen, denn **Fettzellen** sind **hormonaktive** Zellen, sie produzieren Östrogene aus Testosteron.

Die weltweit anhaltend steigende Häufigkeit hormongesteuerter Krebsarten muss uns zwangsweise dazu bringen auch über die mögliche Rolle endogener Östrogene in der Ernährung intensiv zu diskutieren, und zufälligerweise enthält Kuhmilch eine beträchtliche Menge Östrogene.

2.4.5 Hormone im Wasser verursachen Verweiblichung

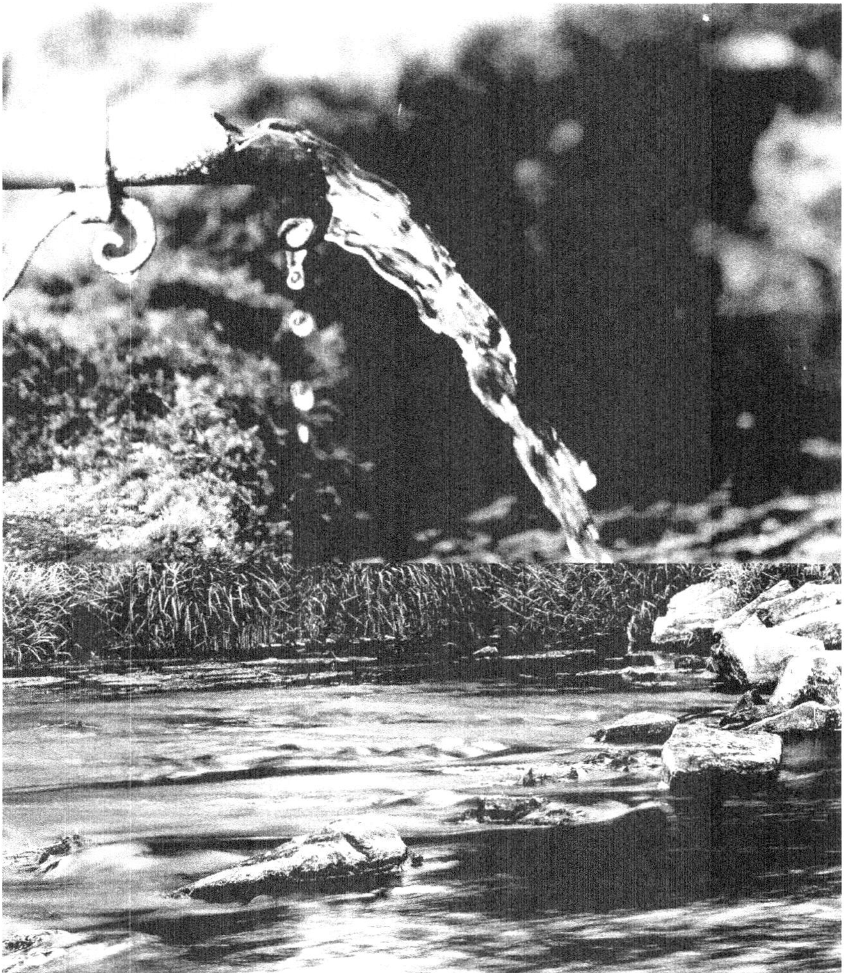

Unsere **Gewässer** werden immer verseuchter. **Chemikalien** werden einfach im Wasser entsorgt, Reste von **Pestiziden** und **Medikamenten** landen in Flüssen und Meeren und kontaminieren Tiere, die wir gerne verzehren. So landet ein Teil dieser Gifte und hormonell wirkenden Chemikalien über diese Tiere in unserem Körper.

Antibaby-Pillenreste, die durch über den Urin aus Frauenkörpern ausgeschieden werden und ins **Grundwasser** gelangen, werden im **Trinkwasser** vorgefunden. Sie machen männliche Tiere zu weiblichen Tieren, wie viele Studien zeigen. Genau das gleiche passiert mit Resten von anderen Medikamenten.

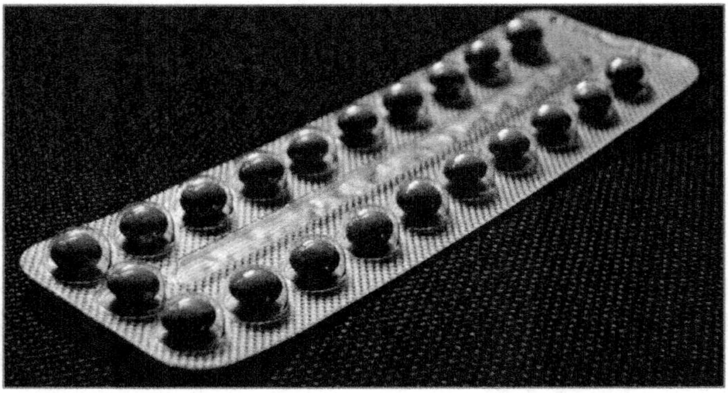

Hormonreste im Wasser gelangen zurück zum Menschen: Tiere, die mit Hormonen behandelt wurden, scheiden den großen Teil davon wieder aus, der dann mit der **Gülle** in die Umwelt und in die **Gewässer** gelangt.

Benutzte **Pestizide** und **Düngemittel** aus der Landwirtschaft gelangen ebenfalls durch den Boden in **Gewässer** und somit durch das Wasser in den Körper.

Hormone durch Plastik

Die hormonelle Belastung von **Mineralwasser** aus **Plastikflaschen** (PET) ist etwa doppelt so hoch wie bei Wasser aus Glasflaschen, wie eine Studien der Universität Frankfurt bewies. Das ist mit dem Auslaugen von **Weichmachern** zu erklären. Besonders Kohlensäure begünstigt das Herauslösen von Acetaldehyd (ein starker Weichmacher) aus den Kunststoffflaschen. Diese Weichmacher wirken östrogenartig.

Generell ist **Leitungswasser** geringer belastet als Mineralwasser aus Plastikflaschen.

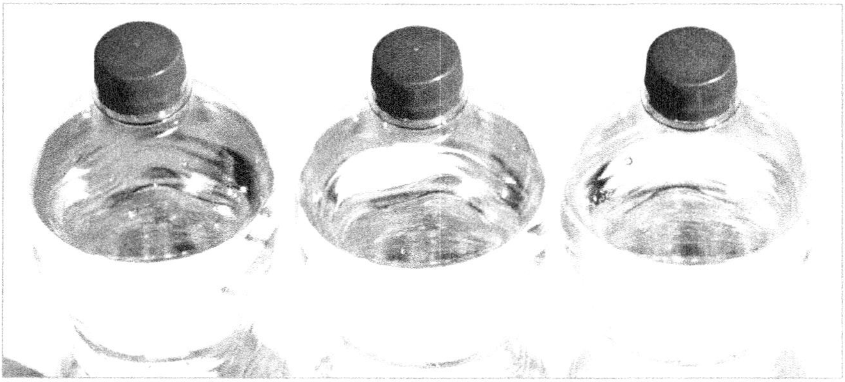

2.4.6 Hormone in Getränken: Hormon-Cocktails

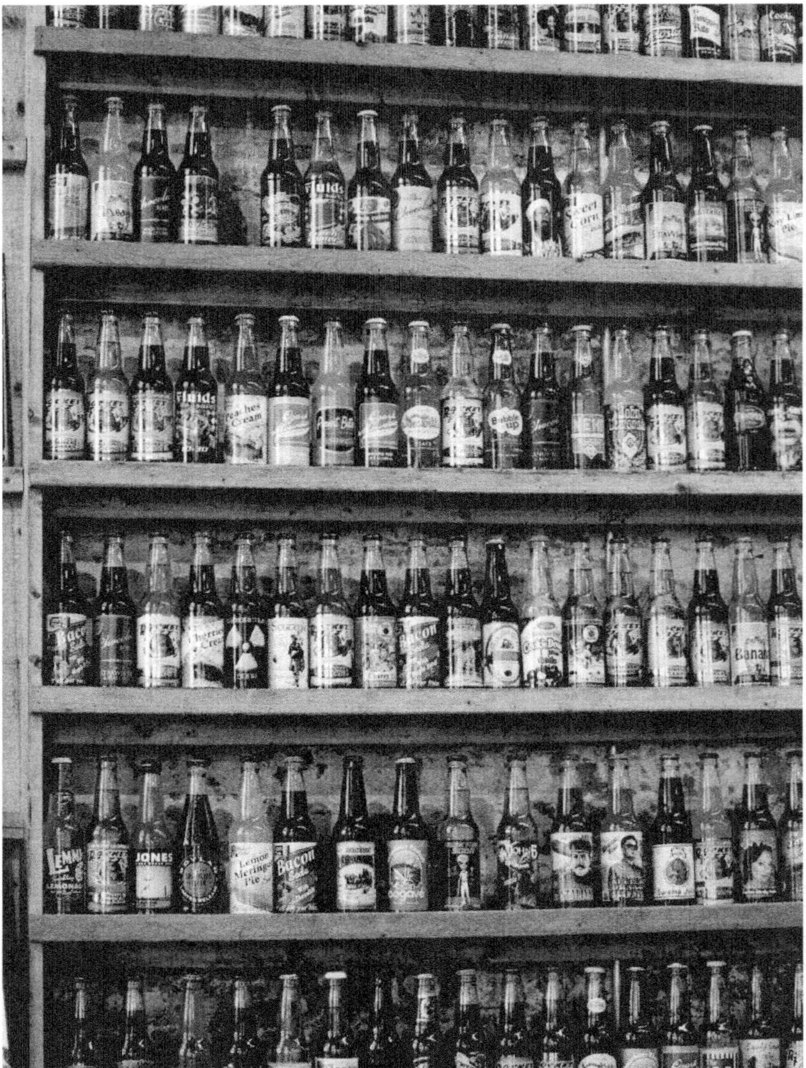

Getränke wie **Softdrinks**, kohlensäurehaltige **Süßgetränke** wie Cola und Limonaden, Isodrinks, Energy Drinks oder **Proteindrinks**, alkoholfreie Getränke, Bier und Wein können unseren **Hormonhaushalt durcheinander** bringen und dazu führen, dass es mehr weibliche als männliche Hormone im Körper gibt. Besonders der **Zuckergehalt** der gesüßten Getränke stellt für den Körper eine richtige Belastung dar. Zum Beispiel unser Lieblingsfeind die **Cola:**

36 Würfelzucker pro Liter

Cola enthält ca. 42 Kalorien (kcal) pro 100 Milliliter, in einer 0,5-Liter-Flasche sind umgerechnet 18 Stück Würfelzucker.

So ist es mit sämtlichen Sprudelgetränken und Softdrinks, sowie Limonaden, die kaum wertvolle Inhaltsstoffe enthalten, aber viel zu viel **Zucker**, eine Menge, die den Tagesbedarf übersteigt. Bei regelmäßigem Konsum wird dieser Zucker im Körper in **Fett umgewandelt** und das führt zu **Übergewicht** und zu **Fettleibigkeit**. Diese Getränke verursachen eine Erhöhung des **Insulinspiegels** im Blut. Das Insulin selbst hat dann über die Fettleibigkeit einen Einfluss auf die **Sexualhormone**.

In Softdrinks, süßen Pop-Getränken sowie Limonaden sind viele **Chemikalien** enthalten: Es werden meistens **Phosphate** als Säuerungsmittel, **Säureregulatoren**, **Emulgatoren**, **Schmelzsalze** und **Konservierungsmittel** (E338, E339) verwendet. Sie alle schaden dem Hormonhaushalt.

Zucker- und chemikalienhaltige Getränke machen dick und fett und beschleunigen laut vieler Studien die Produktion von weiblichen Hormonen und gleichzeitig die Verringerung der Testosteronproduktion.

Der Konsum **zuckerhaltiger Softdrinks** wie Cola und Limo, Isodrinks, Energy Drinks oder Proteindrinks macht nicht nur dick und fett, er verursacht auch viele Krankheiten wie **Diabetes**, **Krebs**, das **metabolische Syndrom**, **Herz-Kreislauf-Beschwerden** usw. 2010 starben 184 000 Menschen durch zu süße Getränke, fanden Forscher heraus, darunter rund 133 000 an Diabetes, 45 000 an Herzkrankheiten und 6450 an Krebs.

Zu viel Alkohol verweiblicht den Mann

Hopfen im Bier oder im Wein wirkt hormonell und kann auch dazu führen, dass es mehr Östrogen im Körper gibt, denn Hopfen enthält so genannte **Phytohormone**. Phytohormone sind pflanzliche Inhaltsstoffe mit östrogenähnlicher Wirkung.

Männer, die viel Bier trinken, bekommen davon „**Bier-Titten**". Ein hoher **Östrogengehalt** im Hopfen war vielleicht der Grund, warum Frauen, die damals den Hopfen von Hand flochten, direkt nach Erntebeginn ihre Monatsregel bekamen.

Der **Alkohol- und Kaloriengehalt** des Gestensafts lässt außerdem das **Körperfett** wachsen und hilft so, dass das Testosteron in Östrogen umgewandelt wird.

Zu viel und regelmäßiger Alkoholkonsum bei Männern führt zu **Leberschädigung** und lässt den **Testosteronspiegel** sinken. Dies führt zu einem erhöhten Wert des weiblichen Hormons Östrogen.

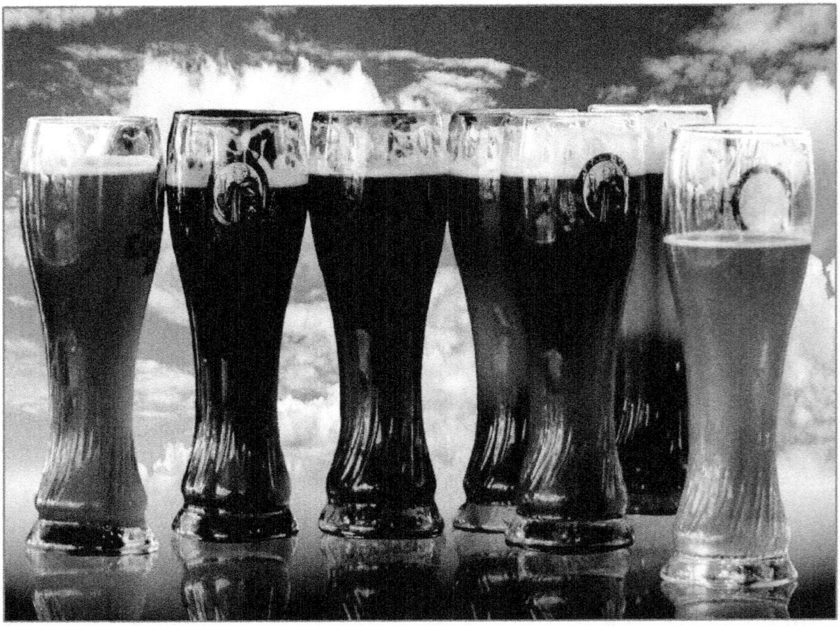

2.4.7 Zucker erhöht den Östrogenspiegel im Körper

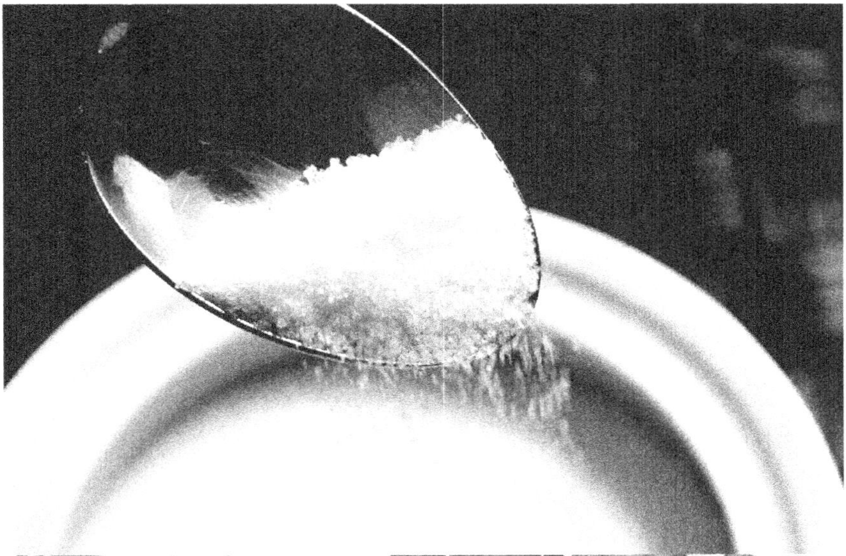

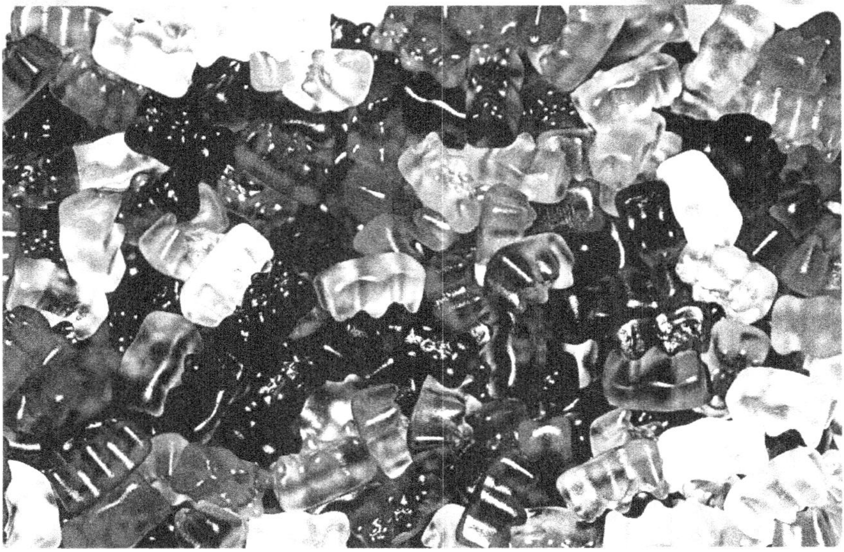

Wir essen viel zu viel Zucker. Im Schnitt verbraucht jeder Deutsche 31,3 Kilo Zucker pro Jahr.

Täglich essen wir 31 Teelöffel Zucker

Wir essen durchschnitt ca. 31 Teelöffeln Zucker am Tag in verschiedensten Formen. Das sind mehr als **500 zusätzliche Kalorien** pro Tag, ein Viertel der gesamten Tageskalorien, wenn man davon ausgeht, dass wir am Tag 2000 Kalorien zu uns nehmen sollten.

Gefährliche Zucker sind raffinierter Industriezucker, künstliche Zucker, Süßstoffe, die kaum Vitalstoffe enthalten und stark konzentriert sind. Diese Zucker werden in nahezu alle Fertigprodukte gemischt.

Zucker ist nicht nur dort enthalten, wo er ausdrücklich draufsteht!

So werden Zucker in unserer Ernährung mit verschiedenen Namen versteckt: Sie werden chemisch hergestellt und Maissirup, HFCS Lactose, Glucose, Dextrose, Glucosesirup, Amazake, Sucrose, Galactose oder Maltose genannt.

Süßstoffe sind zum Teil 3000 Mal süßer als „normale" Zucker.

Wer von uns würde auf der Verpackung eines Produkts diese Zucker erkennen?

Acesulfam (E 950) 130–200 x süßer

Aspartam (E 951) 200 x süßer

Aspartam-Acesulfam-Salz (E 962) 350 x süßer

Cyclamat (E 952) 30–50 x süßer

Neohesperidin (E 959) 400–600 x süßer

Neotam (E 961) 7.000–13.000 x süßer

Saccharin (E 954) 300–500v

Sucralose (E 955) 600 x süßer

Steviosid (E 960) 250–300 x süßer

Thaumatin (E 957)

Curculin

Erythrit

Miraculin

Osladin

Perillartin

Phyllodulcin

Stevia

Guanidin: Derivate

Nitroaniline: Derivate

Das sind alles Zucker, die in verschiedenen Nahrungsmitteln versteckt sind und uns dazu bringen Zucker zu konsumieren, ohne es zu wollen oder zu wissen.

Zucker macht dick und fett und lässt den Östrogenspiegel steigen

Zucker ruft nach mehr Zucker, wirkt wie eine **Droge** und hält das **Hungergefühl** präsent. Zucker ist eine sehr wichtige Produktionsanlage für **Fett** im Körper und künstliche **Süßstoffe** erzeugen **Heißhungeranfälle** gerade auf Süßes.

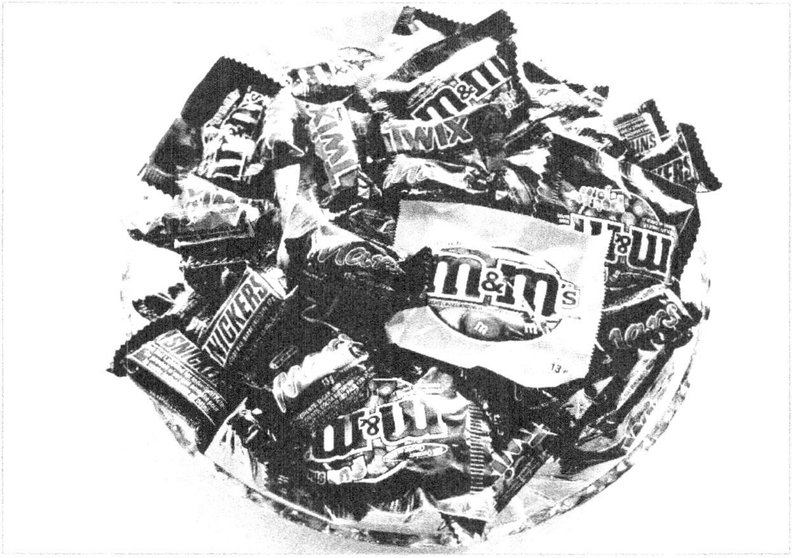

Eine zuckerreiche Ernährung erhöht die Synthese von **Insulin** (Hormonspeicher) und verringert die Produktion von Glucagon (das Hormon, das zum Fettabbau nötig ist), dem Gegenspieler des Insulins. Das Insulin selbst hat einen **Einfluss auf die Sexualhormone**.

Ein hoher Insulinspiegel führt zu Gewichtszunahme. Diese **Gewichtszunahme** senkt den **Testosteronspiegel** (Vertrauenshormon und Muskel-Synthese) und erhöht den Östrogenspiegel, durch Abbau des Testosterons. Ein niedriger Testosteronspiegel fördert ebenfalls die Gewichtszunahme: ein Teufelskreis entsteht!

Wo findet man verstecke Zucker:

- in fast allen Fertiggerichten
- in Chips und Brot
- in Süßigkeiten
- in fettarmen (light) Produkten
- in Medikamenten und Zahnpasta für Kinder
- in Getränken: Softdrinks, kohlensäurehaltige Süßgetränke wie Cola und Limonaden, alkoholfreie Getränke
- in Bäckerei-Produkten
- sogar im Trinkwasser und in Bier
- und in vielen anderen Produkten

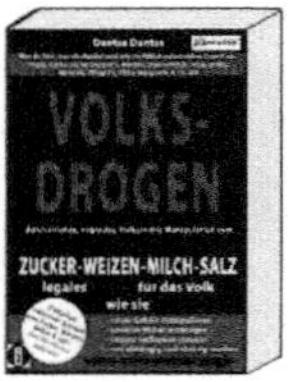

Mehr darüber kannst du in meinem Buch, **Volksdrogen** lesen (ISBN 978-3-946551-63-8)

2.4.8 Weißmehl und Weißmehlprodukte erhöhen den Östrogenspiegel

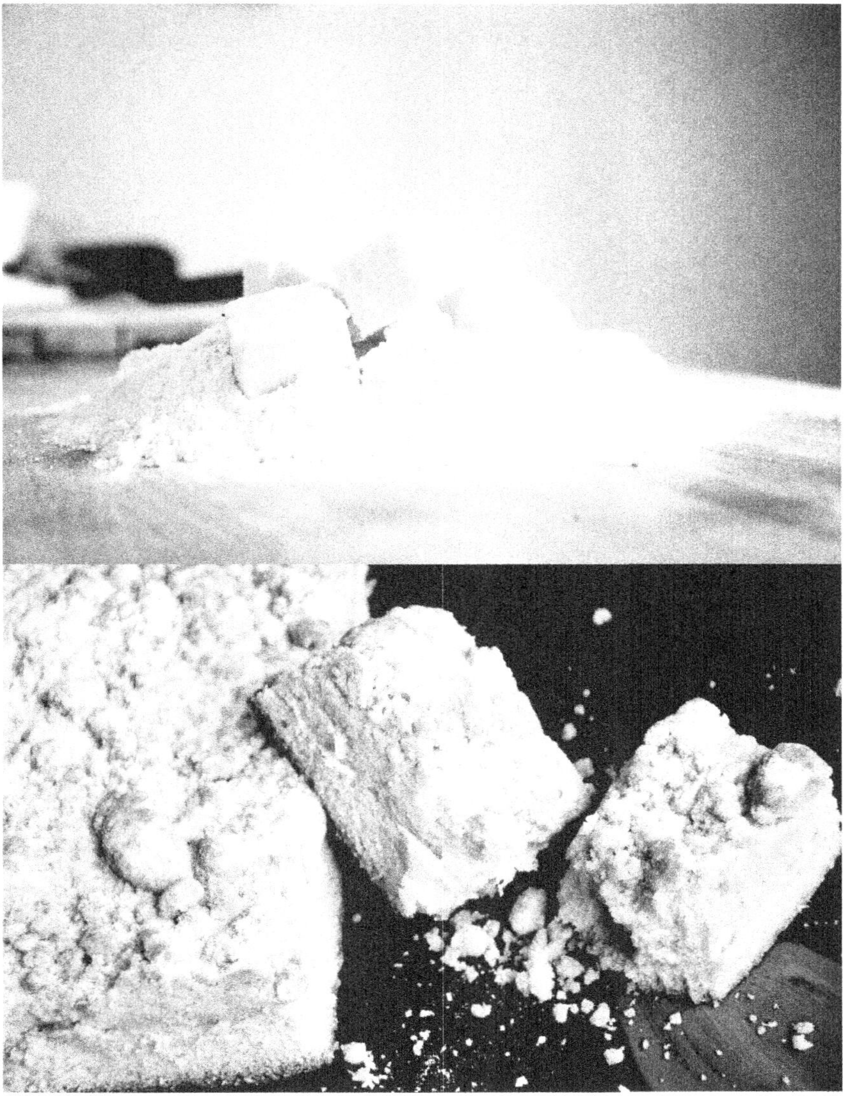

Weizen, wie wir ihn heute kennen, entstand durch Züchtung vor etwa 2.000 Jahren. Was den heutigen Weizen von den Wildgräsern unterscheidet, aus denen er gezüchtet wurde, ist der hohe Gehalt an **Gluten**, dem Klebereiweiß. Dieses ist der Getreidebestandteil, der Weißbrot die weiche und doch reißfeste Konsistenz verleiht.

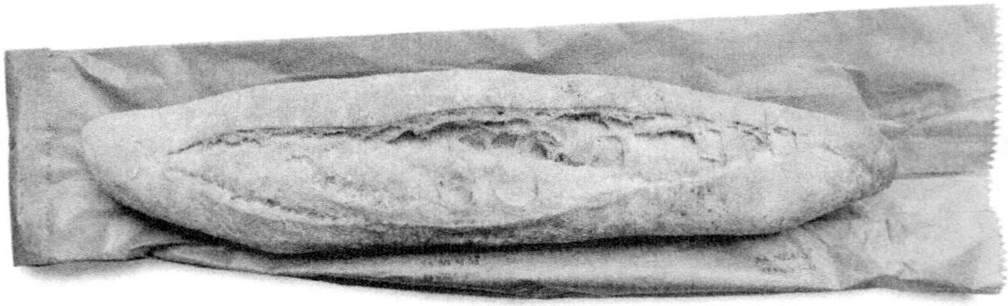

Weizen heute und Weißmehl

Weizen ist heute Ursache von vielen **chronischen Krankheiten** und von **Gewichtszunahme**. Der heutige Weizen ist eine Kreuzung verschiedener Arten und enthält fast **55% Gluten** (Klebereiweiß), damit die industriellen Backprozesse perfektioniert werden konnten. Noch vor 50 Jahren hatte Weizen nur 5% Gluten. Durch Gluten entsteht die **Elastizität** des Teigs; ohne Gluten ist es praktisch unmöglich, die uns bekannten Backwaren herzustellen.

Leider sind diese neuen Sorten mit verändertem Glutengehalt und veränderter Glutenstruktur für den Menschen unverträglich. Deswegen macht Weizen uns krank und auch dick.

Weißmehl, Gefahr in der Nahrungskette

Weißmehl wurde schon viel früher im alten **Ägypten** benutzt und es war nur für **reiche** Menschen bestimmt. **Vollkornmehl** war demnach für das arme **Massenvolk**. Freuen wir uns nicht zu schnell darüber, dass die alten Ägypter schon Weißmehl gegessen haben und es deswegen unproblematisch sei. Falsch gedacht, denn das, was damals gegessen wurde hat nichts, aber gar nichts mehr zu tun mit dem, was wir heute, besonders in den westlichen Ländern, essen.

Heutiges Weißmehl, helles Mehl, besteht aus ausgemahlenem Weizen, bei dem die wertvollen **Nährstoffe** leider verloren gegangen sind.

Für die Herstellung von Weißmehl wird fast ausschließlich die **Stärke** des Mehlkörpers verwendet, das bedeutet das Innere des Getreidekorns. Da die wertvollen und gesunden **Ballaststoffe**, **Vitamine** und **Mineralstoffe**, die gesunde **Fettsäuren** hauptsächlich in den **Randschichten** des Getreidekorns und dem Keimling stecken, enthält Weißmehl kaum (bzw. sehr wenige) Nährstoffe und nur **Kalorien** und ist somit nur ein Futtermittel zum satt werden.

Weißmehl findet man fast **überall**: in Brotprodukten, in fast allen Kuchen, in Brötchen, Nudeln, Pizza, Keksen, Chips, in fast allen Fertiggerichten (auch Suppen).

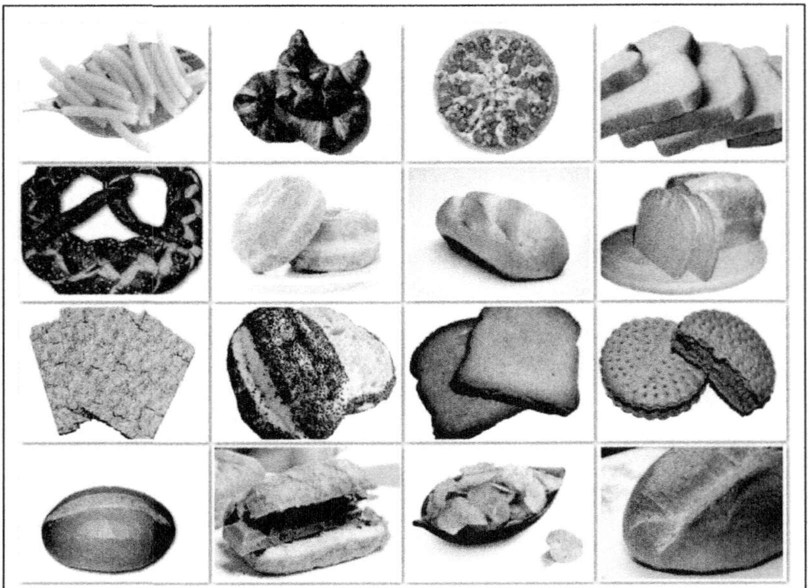

Heutzutage sind Weißmehlprodukte für die Nahrungsindustrie und die Bäcker ein **Superprodukt**, das günstig ist und als Zutat bei vielen Fertigprodukten hilft:

- Teig aus Weizenmehl ist besser **formbar** als Brot aus Schrot oder Vollkorn.
- Die **Backzeit** und Aufgehzeit sind deutlich kürzer.
- **Es hält länger**, denn es enthält keine Rückstände des ölhaltigen Keimlings (Weizenmehl wird sogar bei der Herstellung von Flugzeuglack verwendet, da es ganz wunderbar extreme Temperaturen aushält).
- Es macht hungrig und führt dazu, dass wir mehr essen, das bedeutet mehr Geld ausgeben.

Es gibt deswegen keinen Grund etwas zu verbessern, wenn man damit so viel Geld sparen und verdienen kann, auch wenn das auf Kosten der Gesundheit geht.

Wie das Weißmehl fett macht und den Östrogenspiegel steigen lässt

In unserem Darm, genau gesagt im **Dünndarm**, wird das Weißmehl (die Stärke) in reinen **Zucker** umgewandelt und gelangt somit sehr schnell im unsere **Blutbahn**. So lassen Weißmehlprodukte unseren Blutzuckerspiegel zunächst stark und sehr schnell in die Höhe steigen. Da diese Zuckerbestandteile aus Weißmehl jedoch schnell wieder verbraucht sind, sinkt der **Blutzuckerspiegel** wieder schnell und stark ab. Als Folge daraus haben wir schnell wieder **Hunger** und deswegen essen wir auch viel mehr.

Es ist kein Zufall, wenn du nicht nur bei *einem* vollen Teller Nudeln bleibst und wenn du kurze Zeit später wieder etwas zum Essen suchst, obwohl du vielleicht schon voll bist. Das bedeutet, das Weißmehl stört den **Informationsverlauf** in deinem Körper und lässt dein Gehirn **falsche Signale** aussenden. Das Weißmehl **manipuliert** somit unser Gehirn.

Da Weißmehl schnell vom Körper aufgenommen und verwertet wird, wird vermehrt **Insulin** ausgeschüttet, was dazu führt, dass die zu **Zucker** umgewandelte **Stärke** in **Fett** umgewandelt wird und sich im Leberbreich einlagert. Das birgt die Gefahr an einer **Fettleber** zu erkranken. Die große Menge an Insulin im Körper hemmt auch wiederum den **Fettabbau.**

Bekannte **Folgen** von zu viel Verzehr von Mehlprodukten sind dann das **Übergewicht** und **Folgeerkrankungen** wie Krebs, Alzheimer, Diabetes, Bluthochdruck, Herzinfarkt und Schlaganfall und andere Herz-Kreislauf-Erkrankungen, Rheuma, Gelenkschäden, Migräne, Hautproblemen, Potenzproblemen, depressive Stimmungen und weitere psychische Beschwerde und viel mehr.

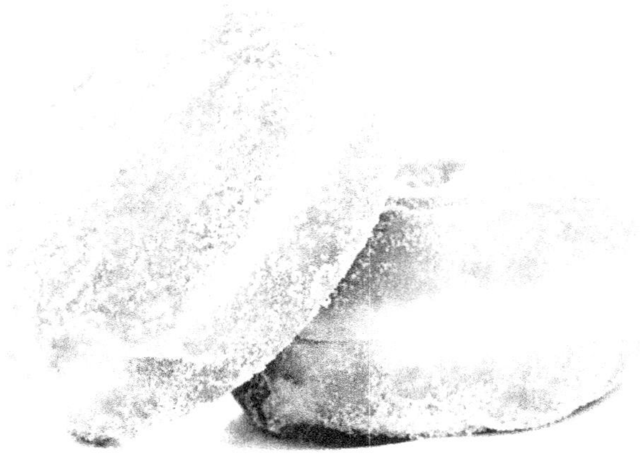

Man kann sich nun vorstellen, was in unserem Körper abläuft, wenn wir neben den Weizenmehl-Produkten auch noch **Zucker** essen! Weizenmehl wird in Zucker umgewandelt und das Produkt ist oft schon mit Zucker „verzuckert". Die doppelte **Verzuckerung** im Körper überfordert jeden Körper, jedes Organe. Es ist viel zu viel und es ist nur selbstverständlich, dass wir chronisch krank werden.

Neben Milchprodukten ist Weizen nach der afrikanischen Medizinlehre schädlicher für die Zähne als Zucker und auch mitverantwortlich dafür, dass die Augen, besonders bei jugendlichen Menschen, immer schlechter werden und die Erektion immer schwächer wird.

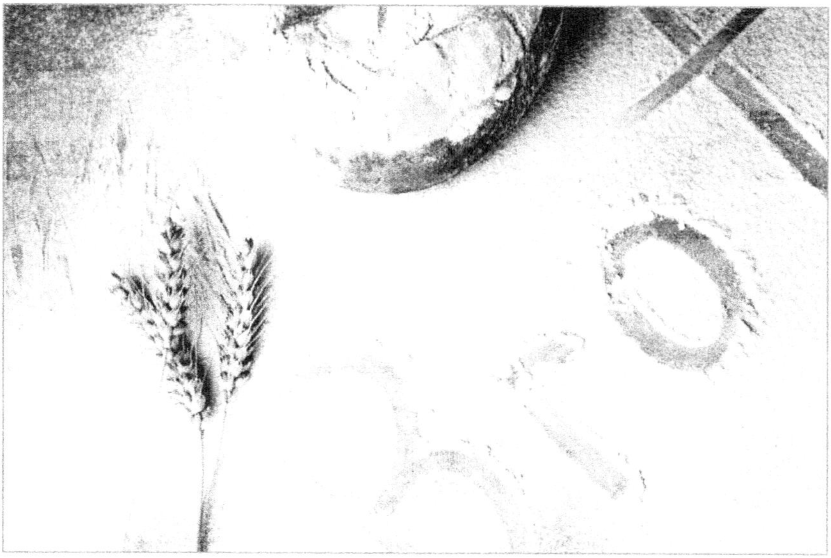

Ein übermäßiger, intensiver und regelmäßiger Konsum von **Weißmehlprodukten** (Brötchen, Kuchen, Pasta, Pizza usw.), besonders in Kombination mit **Milch** und **Zucker** führt langfristig zu mehr Östrogen im Körper und so letztendlich zur Verweiblichung des Mannes: **Busenwachstum**, **Erektionsstörungen**, weniger **Sperma-Produktion** und schlechte Spermien, weibliche **Speckrollen** usw. sind die Folgen.

2.4.9 Salz kann auch zu mehr Östrogenen führen

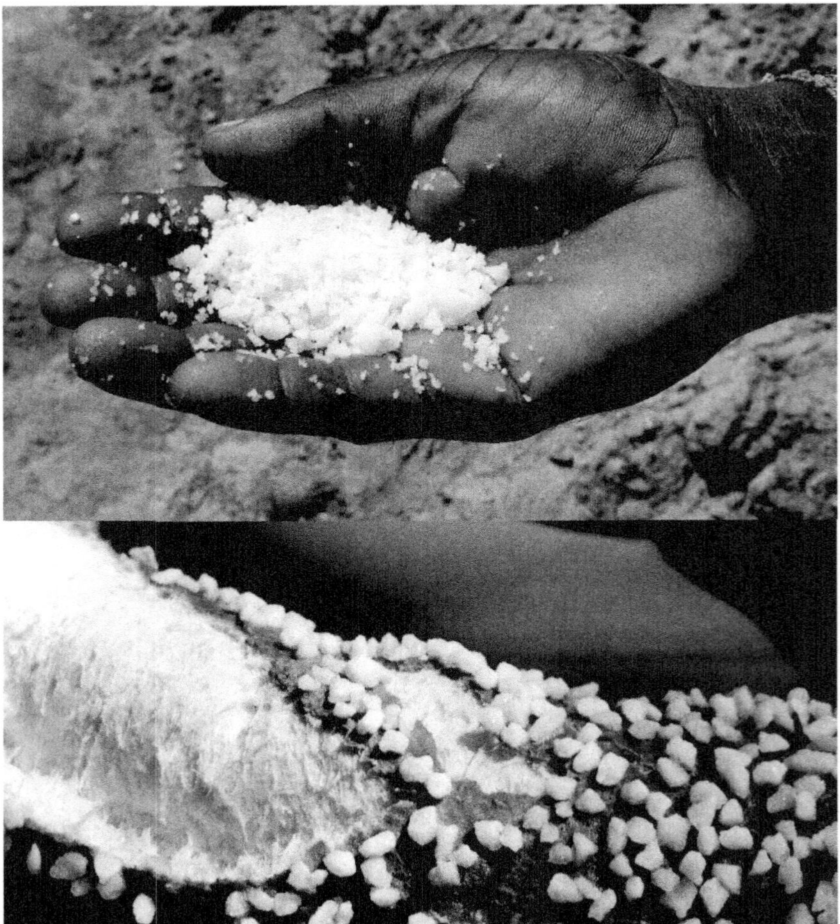

Salz in der Ernährung ist gut, wichtig und gesund. In normaler Dosierung kann der Körper es gut abfangen und erfolgreich verwerten, es tut ihm gut und hilft ihm sehr. Gefährlich wird es, wenn regelmäßig zu viel Salz benutzt und viel Salziges gegessen wird.

Das Salz, das für die Ernährung benutzt wird nennt man **Speisesalz** und es ist hauptsächlich **Natriumchlorid**. Es ist das Natriumsalz der Salzsäure mit der chemischen Formel NaCl. Natriumchlorid kommt in großer Menge in der Natur vor (im Meer, als Mineral Halit usw.). Salz wird hauptsächlich aus **Steinsalz** und **Meersalz** gewonnen.

Dieses Salz ist für Menschen und Tiere der wichtigste **Mineralstoff**. Der Körper eines erwachsenen Menschen enthält etwa 120 bis 350 g Kochsalz. Wir verlieren täglich 3–20 Gramm Salz und deswegen ist ein regelmäßige Zufuhr von außen **lebenswichtig**, denn der Körper selbst kein Salz produzieren kann.

Das Kochsalz, das als Speisesalz benutzt wird, das Salz, das im Supermarkt erhältlich ist, hat nichts mehr mit den naturbelassenen Salzen zu tun. Das ganz normale billige **Speisesalz**, das wir zum Kochen benutzen und dass in allen industriellen Gerichten und Fertiggerichten zu finden ist, ist tiefgreifend **industriell verarbeitet**, gebleicht, bei hohen Temperaturen gesiedet und raffiniert und enthält dazu **Chemikalien**, wie Aluminium(hydr)oxid oder Kaliumhexacyanidoferrat, Jod- und Fluorverbindungen, sowie Natriumnitrit, das in Wurstwaren benutzt wird und das nachweislich **krebserregend** ist.

Zu viel Salz macht dick und fett und fördert somit einen höheren Östrogenspiegel

In Industrieländern essen Menschen bewusst oder unbewusst und vor allem indirekt tendenziell **zu viel Salz**. Offizielle Studien sprechen von durchschnittlich zwölf Gramm pro Tag (inoffiziell sind es aber weit mehr als 12 Gramm am Tag), doppelt so viel wie die Deutschen Gesellschaft für Ernährung empfiehlt. Und dies hat **negative Folgen** für die Gesundheit.

Das westliche Essen ist bekanntlich sehr süß, sehr sauer, sehr milchig, weizenreich und sehr salzig. Salz findet man in fast allen Lebensmitteln, und besonders in verarbeiteten Lebensmitteln und **Fertiggerichten**, die meistens eine hohe **Energiedichte** haben. Der Körper braucht mehr Energie und mehr Arbeit, um solche Lebensmittel zu verwerten.

Wer viel Salz – und vor allem das industriell hergestellte, raffinierte Salz, das billig im Supermarkt zu kaufen ist – zu sich nimmt, trinkt auch viel mehr und oft gesüßte Getränke, die dick machen.

Mehrere wissenschaftliche Studien zeigen einen direkten Zusammenhang zwischen dem übermäßigen Konsum von **Salz** und der **Flüssigkeitsaufnahme**, dem Trinken von **zuckerhaltigen Getränken**, wie Cola, Fanta, Energy Drink und dem Verzehr von fettigem und weizenreichen Essen, meistens mit hoher Energiedichte wie Pizza, Käse, Chips usw. Was zu einem erhöhten **Risiko** für **Übergewicht** und **chronische Krankheiten** führt.

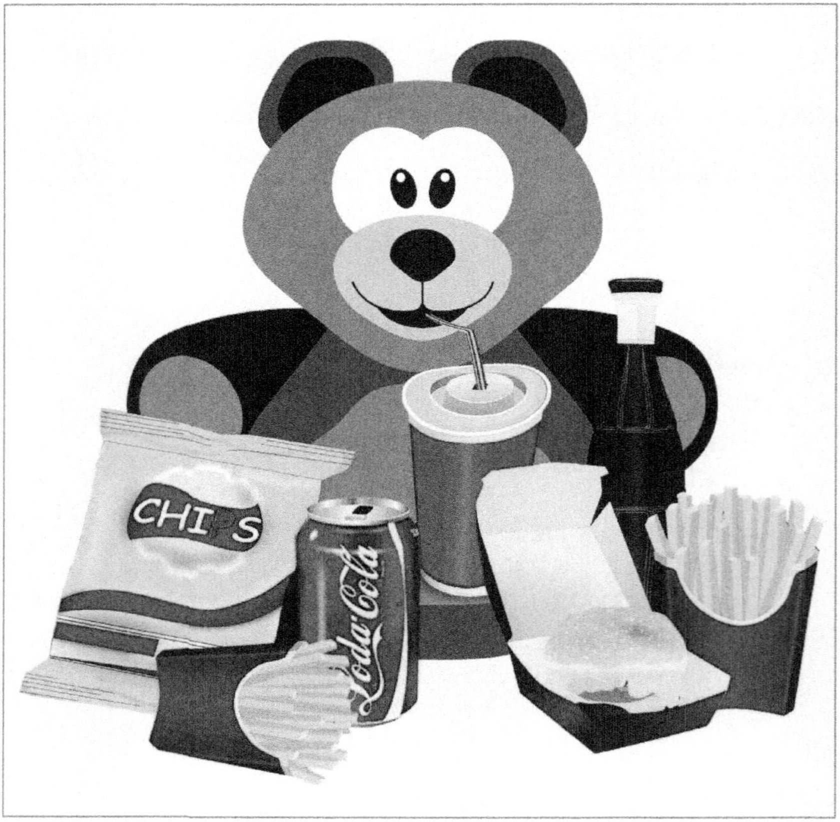

Verstecktes Salz in Industrie-Lebensmitteln

Die meisten Menschen merken gar nicht einmal, wie viel Salz sie zu sich nehmen und dass es viel zu viel ist, denn viele denken bei Salz nur an den Salzstreuer in der Hand, den wir beim

Kochen zum Würzen benutzen. Über das **Selbstwürzen** nehmen wir aber nicht einmal ein Fünftel des Salzkonsums auf. Vielmehr geht die Gefahr von **verstecktem Salz** in Lebensmitteln aus, da wo wir es gar nicht ahnen, auch im Lebensmitteln, die süß sind und bei denen man kein Salz schmeckt, wie Cornflakes. Sie sind **Salzbomben**, die wir schon am frühen Morgen unseren Kindern zufügen.

Fastfood und **Fertiggerichte** enthalten zu viel Salz. Wenn man zum Beispiel eine **Pizza** und einen **Hamburger** an einem Tag isst, ist der Körper schon übersalzen, ohne dass der Esser es weiß oder gar merkt.

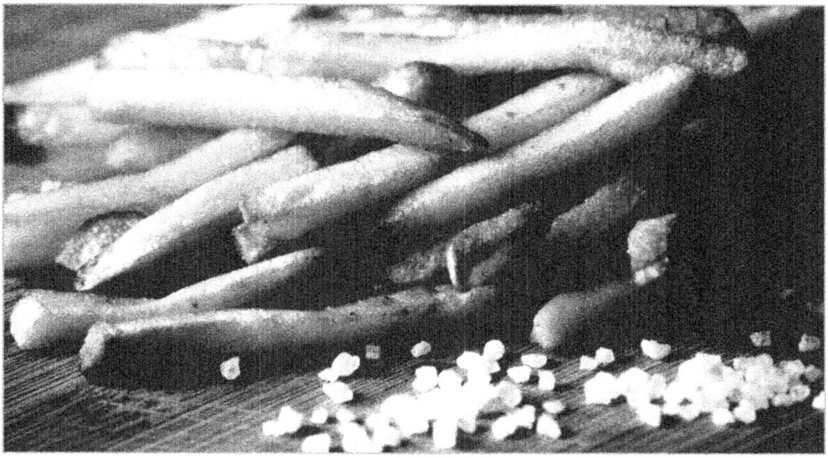

100 Gramm **Hering** enthalten mehr als die doppelte Menge des Salzbedarfs des Tages.

Hauptquellen von verstecktem Salz in Lebensmitteln sind laut der Verbraucherzentrale:

- Brot und Brötchen (27 bis 28 Prozent der Salzzufuhr)
- Fleisch- und Wurstwaren (15 bis 21 Prozent), Milchprodukte und Käse (10 bis 11 Prozent)
- Auch in Knabbergebäck, in gerösteten Nüssen, Weißmehlprodukte, Kuchen, Brezeln, Fertigsuppen und -saucen, in manchen Schokoladen und Süßigkeiten, in Chips, Hamburgern, asiatischer Küche, Dosenessen, Salatdressings und in vielen anderen Produkten findet sich verstecktes Salz

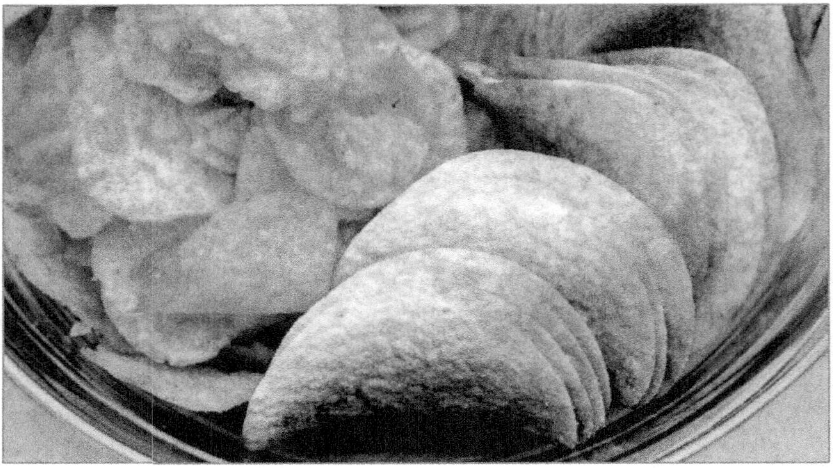

2.4.10 Phytoöstrogene

Diese natürlichen Stoffe können im Menschen östrogenartige Wirkung erzielen. Man findet sie als:

- **Isoflavone** vor allem in **Sojabohnen** und Sojaprodukten. Sie enthalten einen hohen Anteil des Hauptvertreters der Phytoöstrogene, dem **Genistein**
- **Lignane** vor allem in **Leinsamen** und **Getreidekleie**. Sie kommen in den Randschichten von Getreide (Roggen) vor und sind deshalb in Vollkornprodukten stark vertreten. Außerdem in **Kürbiskernen**, **Brokkoli**, **Oliven**, **Erdbeeren**, **Cranberrys**, aber auch in **Bier** (Hopfen) und **Wein**

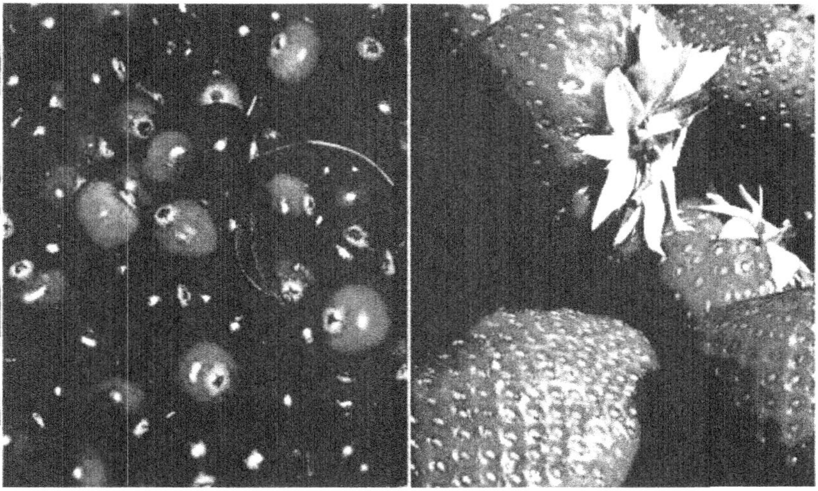

2.4.11 Hormonüberschuss wegen Übergewicht und Fettleibigkeit

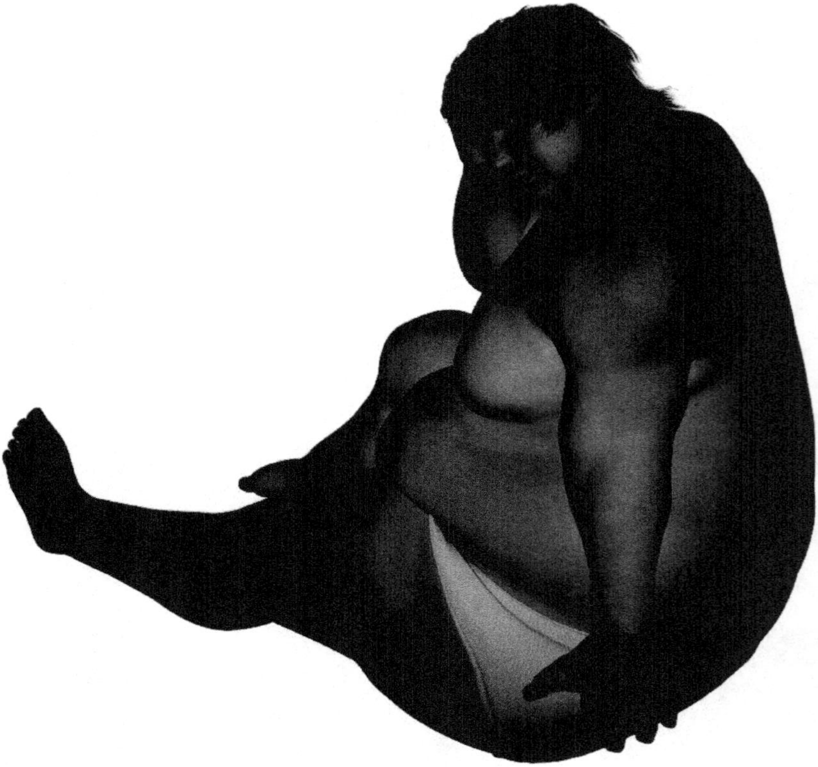

Immer mehr Studien zeigen, dass eine Reihe von **Umweltgiften** eine **Hormonwirkung** hat. Das sind Metalle, Pestizide und Industriegifte. Sie lagern sich gern im **Fettgewebe** an.

Übergewicht führt zu einer erhöhten Produktion von Östrogen. **Fettzellen** sind **hormonaktive** Zellen, sie produzieren Östrogene aus Testosteron. Durch. Aromatase, ein Enzym, wird das Testosteron in **Östrogen** umgewandelt.

Je mehr Fett man ansammelt, desto mehr Testosteron wird in Östrogen umgewandelt und das ist doppelt schlecht für den Mann: Es **steigt** nicht nur die **Östrogen-Konzentration**, sondern die Konzentration des **Testosterons sinkt**. Somit entstehen bei Übergewichtigen Menschen die typische Frauenmerkmale, die manche Männer haben: fetter Po, Busen, Wampe, der Penis schrumpft usw.

Generell haben übergewichtige Männer einen höheren Östrogenspiegel und einen niedrigeren Testosteronspiegel.

Hormonell wirkende Schadstoffe destabilisieren den Hormonhaushalt und begünstigen so Übergewicht und Fettleibigkeit, wie auch der Professor Gilbert Schönfelder, Toxikologe am Institut für Klinische Pharmakologie und Toxikologie der Charité Berlin in seiner Äußerung in einer Studie des BUND (Der Bund für Umwelt und Naturschutz Deutschland) bestätigt:

> „Die Diabetes- und Fettleibigkeitsraten haben weltweit epidemische Ausmaße angenommen. Als Ursachen dafür werden bisher in erster Linie falsche Ernährung und Bewegungsmangel gesehen. Neue Studien zeigen aber, dass die Belastung mit hormonellen Schadstoffen einen wichtigen und bisher unterschätzten Anteil daran haben könnte. Deshalb müssen die Vorsorgemaßnahmen ausgebaut werden. Hormonell wirksame Chemikalien dürfen vor allem nicht in die Körper von Kindern, aber auch nicht in die von Erwachsenen gelangen."

Fettleibigkeit führt dann, wie wir schon wissen, wiederum zu mehr Produktion von weiblichen Hormonen (Östrogenen), die den männlichen Körper belasten.

2.4.12 Weitere Hormonquellen außerhalb der Nahrungsmittel

Hormonüberschuss wegen Krankheit

Bei manchen **chronischen Krankheiten** (Tumoren zum Beispiel) kommt es häufig zu Testosteronmangel und zu mehr Produktion von Östrogen. Auch das Absinken des Progesteronspiegels im Alter kann einen Testosteronmangel nach sich ziehen.

Entzündungen bei chronischen Infekten, wie Scheiden-, Blasen- und Darmentzündungen, können massiv die Östrogendominanz verstärken.

Wenn man seine **Hoden verliert**, zum Beispiel durch Krankheit kommt der Hormonhaushalt durcheinander, weil der Körper kein Testosteron mehr produzieren kann. Der Östrogenspiegel kann somit ansteigen.

Hormoncocktail in Kinderprodukten

In **Kinderspielzeug**, in Teddys, Schnullern, in Kindernahrungsmittel werden gefährliche Stoffe, die **hormonell** wirken gefunden. Chemikalien wie Bisphenol-A (BPA) beeinflussen selbst in niedrigen Dosen den Hormonhaushalt von **Ungeborenen**. Säuglinge und Kleinkinder reagieren besonders empfindlich auf hormonartige Schadstoffe, weil ihre Organe sich noch im **Wachstum** befinden und somit sehr empfänglich für **Störungen** sind.

Eine Studie des Umweltbundesamtes von 2003 bis 2006 mit rund **1.790 Kindern im Alter von drei bis 14 Jahren** zeigte Ergebnisse, die eigentlich alarmierend sein sollten.

Chemikalien, wie die stark östrogenartig wirkenden **phthalathaltigen Weichmacher**, oder weitere Weichmacher wie DEHP, Diisobutylphthalat (DIBP), DINP und Dinbutylphthalat (DNBP) wurden **im Urin** nahezu aller Kinder gefunden.

Phthalate, bromierte Flammschutzmittel, Bisphenol A und Organozinnverbindungen, die man oft in Kinderprodukten findet sind in der Lage, das **Hormonsystem** des Menschen einzugreifen und es empfindlich zu **stören**:

Bromierte Flammschutzmittel in Elektrospielzeug und Plüschtieren.

Bisphenol A in Kinderprodukten

Die Chemikalie Bisphenol A (BPA) ist Ausgangsstoff für den

Kunststoff Polycarbonat, zum Beispiel in Kinderarmbändern und Schwimmflügeln.

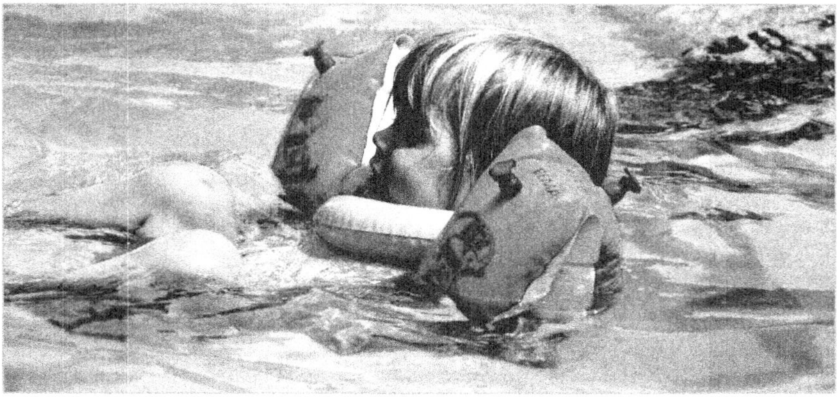

Phthalate in Artikeln aus Weich-PVC

Phthalate werden da eingesetzt, wo Kunststoffe möglichst lange elastisch bleiben sollen: Plastikfiguren, Planschbecken, Gummistiefeln, Matschhosen.

Organozinnverbindungen in Wasserspielzeug

Organozinnverbindungen machen als Stabilisatoren Produkte aus Polyvinylchlorid (PVC) licht- und hitzebeständig.

Die **Feminisierung** beginnt somit, wie man sieht, schon sehr früh und manchmal sogar bereits im Bauch der Mütter und es ist nicht erstaunlich, dass wir immer häufiger Jugendliche sehen, die Frauenkörper besitzen mit Wampen, Speckrollen, Busen usw.

Wir sehen manche Kinder, die egal was sie tun, nicht **abnehmen** können. Das kann daran liegen, dass wegen dieser Chemikalien ihr **Stoffwechsel** futsch ist und den **Hormonhaushalt** total **destabilisiert** ist.

Hormonwirkende Stoffe in Kosmetika

Rund ein Drittel der **Pflege- und Kosmetikprodukte** auf dem deutschen Markt enthalten laut einer Untersuchung des BUND, dem Bund für Umwelt und Naturschutz Deutschland, **hormonell wirksame Chemikalien**, die unter anderem mit der Zunahme von Brust-, Prostata- und Hodenkrebs in Verbindung gebracht werden. Der BUND hat rund 60.000 Körperpflegeprodukte wie Sonnencreme, Shampoo oder Lippenstifte untersucht. Hormonell wirksame Chemikalien werden in Kosmetika vor allem als **Konservierungsmittel** oder **UV-Filter** eingesetzt.

Wir sind schon einigermaßen dafür sensibilisiert, was Chemikalien und Pestizidrückstände in Fleisch, Obst und Gemüse verursachen. Bei der Kosmetik aber sind wir blind und es wird kaum gewarnt, obwohl die gesamte **Drogerieszene** eine der schlimmsten Quellen zur Aufnahme von **Schadstoffen**, die unser **Hormonsystem** systematisch **destabilisieren**, ist.

Unsere Haut saugt regelrecht die Giftstoffe auf!

Die Haut ist das **größte Organ** des Körpers überhaupt. Sie lebt und wirkt wie ein **Schwamm**. Sie nimmt leicht Stoffe auf, die schnell in unserer **Blutbahn** landen. Leider wissen viele das nicht und wir werden von den Ärzten darüber wenig informiert.

Kosmetikprodukte sind wahre Chemikaliencocktails für den menschlichen Körper. Sie enthalten hormonell wirksame Stoffe, die vor allem das physische und geistige Wachstum von Kindern beeinträchtigen können.

Shampoo, Duschgel, Hautcreme, Zahnpasta, Lippenstift, Sonnencreme, Deo, Parfum, Mascara, Lidschatten, Lippenstift, Nagellack sowie Selbstbräunungsmittel, Haarfärbemittel, Haushaltsmittel (Bad-, Boden-, Teppich- und Küchenmittel) enthalten gefährliche hormonell wirkende Stoffe, die durch unsere Haut die **inneren Organe** schädigen, das Gleichgewicht unseres **Hormonhaushalts** stören, bei Jungen und Männern unter anderem Missbildungen der Geschlechtsorgane, Hodenkrebs und geringere Anzahl und schlechtere Qualität der **Spermien** verursachen und zu einer **Feminisierung** führen könnten.

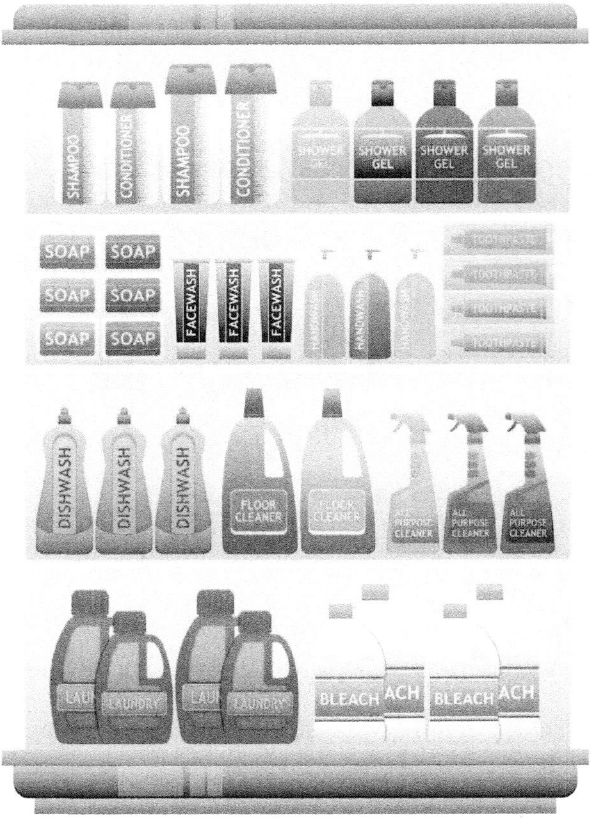

Mit der **aggressiven Werbung**, die Männer fast dazu zwingen Kosmetikprodukte wie Frauen zu benutzen, wird automatisch die Feminisierung des Mannes vorangetrieben.

Hormonüberschuss wegen Medikamenten und der Anti-Baby-Pille

Viele Medikamente tragen dazu bei, dass wenig Testosteron hergestellt wird und dafür mehr Östrogene. Somit führen sie zu einem Überschuss von weiblichen Hormonen im Männerkörper.

Einige diese Medikamente sind:

Psychopharmaka, Antidiabetika, Anti Baby-Pillen, Benzodiazepine (Valium, Xanax), einige Herzmedikamente (Lanoxin, Norvasc) und bestimmte Antibiotika (Ketoconazol, Metronidazol), Magenmittel wie Antihistaminika zur Hemmung der Magensäuresekretion, H2-Blocker (Tagamet, Zantac), Cimetidin, Herzmittel wie Spironolakton, Digitalis, Prostatspräparate wie Finasterid, Pilzmittel und Antibrechmittel wie Lovastatin, Itraconazol Ketoconazol sowie auch Domperidon und Metoclopromid.

Außerdem werden manchmal **Weichmacher** in der **Tablettenindustrie** eingesetzt, um die Sprödigkeit der Überzüge zu senken und die Flexibilität zu erhöhen. Sie helfen auch die Mindestfilmbildetemperatur zu senken, damit diese bei Raumtemperatur liegt und die Medikamente gut gelagert werden können.

Anti-Baby-Pille

Die Hormone der Anti-Baby-Pille und Medikamentenreste, die zum Beispiel durch **Urin** freigesetzt werden und ins **Grundwasser** gelangen, werden von den **Kläranlagen** nicht abgebaut. Sie werden mit dem gereinigten Wasser in die **Flüsse** eingeleitet und schaffen es so fast ungehindert über die Oberflächengewässer auch wieder ins **Trinkwasser** zu gelangen.

Nach neusten Daten werden **mehr als 200** der Tausenden in Deutschland zugelassenen Wirkstoffe in deutschen Gewässern **nachgewiesen**: Unter anderen: **Schmerzmittel**, **Antibiotika, Röntgenkontrastmittel** und viele mehr.

Weitere Hormonquellen

Auch in Kunststoff-Fußböden, PVC-Tapeten, Lacken, Holz, Textilien, Holzschutzmitteln (wie Pentachlorphenol, Lindan, HCH, HCB) finden sich hormonwirksame Substanzen.

2.5 Weniger Testosteron und mehr Östrogen wegen des Alterns?

Überall können wir lesen, dass die Männer **im Alter** Testosteron abbauen und sexuell weniger aktiv werden. Viele Studien untermauern diese weit verbreitete Meinung. Es werden den Männern sogar medizinische Lösungen mit Präparaten und Pillen angeboten, damit sie den **Testosteron-Verlust** kompensieren. Aber ist es wirklich so signifikant, dass es ein Problem ist? Ist das nicht wieder nur ein **Alibi**, um Medikamenten zu verkaufen? Denn warum kommt dieses Phänomen, diese Krankheit, fast nur in den **westlichen Ländern** so stark vor? Wer sagt die Wahrheit?

Ich weiß es nicht, ob diese Studien alle Männer der Welt berücksichtigt haben. Denn entgegen dem was ich oft lese, habe ich den Eindruck, dass in **Afrika** gerade ältere Männer ihre **Männlichkeit** noch stärker ausleben. Das bedeutete, dass ihr Testosteronspiegel sogar noch viel höher zu sein scheint als bei Jugendlichen.

Wenn ich sehe, dass Männer ab 40 oder auch Männer mit 60, 70 in Afrika **viril** und super **sexuell aktiv** sind und immer intensiv auf der Jagd nach Sexpartnerinnen sind, und dass viele von ihnen kaum ihre **männlichen physiologischen Eigenschaften** verlieren, frage ich mich selbstverständlich, warum sie dieses Phänomen, dass Wissenschaftler hier vorzufinden glauben nicht kennen?

Alles deutet darauf hin, dass die Behauptung Männer (oder auch Frauen mit Östrogenen) bräuchten ab einem bestimmten Alter mehr Testosteron **nicht wahr** ist. Viele Studien besagen, dass 80-90% der Männer **genügend Testosteron** auch im hohen Alter haben und überhaupt nicht dafür zu tun brauchen, wenn sie sich gut ernähren.

Sollte es doch zu einem Mangel kommen, ist die die **Ernährung** und ein gesünderer **Lebensstil** die beste Lösung, ohne weitere Medikamente, die wieder noch mehr Östrogene in den Körper pumpen.

Durch die Art der **Ernährung** in Afrika (gesund, viele Kräuter, testosteronhaltige Lebensmittel usw.), wird der **Verlust** des natürlichen Testosterons sehr effektiv **kompensiert**. Dazu essen Männer sehr **wenige östrogenhaltige Lebensmittel** (Milch und Milchprodukte, Weißmehlprodukte, Pasta, Pizza, Cola, Fertiggerichte, Wurstwaren, wenig Pillen-verseuchtes Wasser usw.).

Natürliche Hormone sind nicht **patentierbar**, chemisch Hormone schon und damit werden **Milliarden** verdient. Dadurch versteht man vielleicht, warum nichts unternommen wird und die Belastung durch diese Hormone nicht lautstark bekämpft wird.

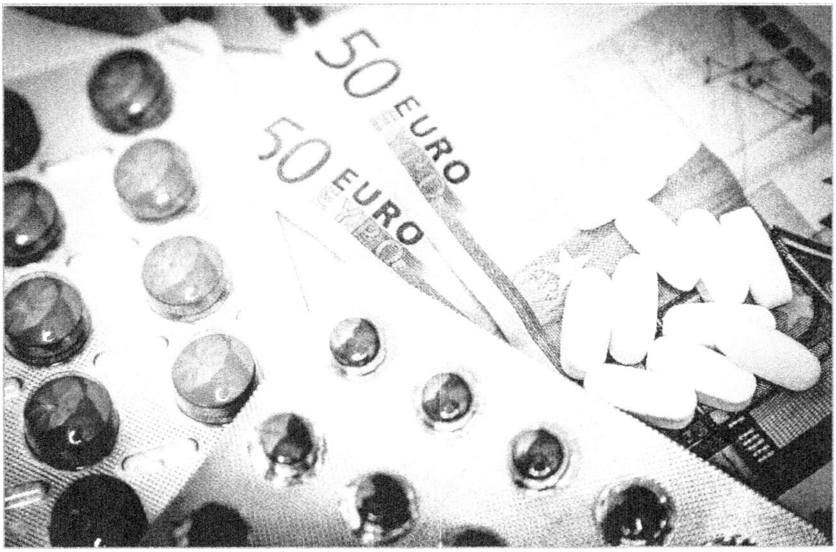

2.6 Die unvermeidbare Bedeutungslosigkeit des Phallus-Mannes

Der Mann gestern:

Früher machte die Rolle des Mannes ihn wichtig und unersetzlich. Fast nichts funktionierte ohne den Mann:

- Familienoberhaupt
- Erzeuger
- Vater
- Verdiener
- Ernährer
- Autorität in der Familie
- Alleiniger Entscheidungsträger in allen Familienfragen
- Beschützer und Sicherheitsgarant seiner Familie. Er war bereit für seine Familie zu sterben
- Sprecher der Familie
- Er vertrat seine Meinung
- Er übernahm Verantwortung

- Der wichtigste Entscheider
- Er hatte ein Geschlechtsorgan, das funktionierte, wie es sollte und er konnte frei entscheiden, ob er mit einer Frau Sex haben würde oder nicht, wie lange der Sex dauern würde und wie es ihr gefallen würde (sein Körper boykottierte ihn nicht)
- Er hatte keine Angst
- Er weinte nicht
- Er war der alleinige Inhaber des Führerscheins
- Er war muskulös, fettfrei, stark, viril
- Er stand nur zu seinen Stärken und zeigte keine Schwäche

Der Mann heute:

- Noch teilweise Erzeuger
- Immer noch zum großen Teil Hauptverdiener
- Zum großen Teil Miternährer bzw. -zahler
- Kein Familienoberhaupt mehr, denn die Frau ist es nun. Sie entscheidet mit „wir" und er macht nur
- Kein Sprecher der Familie mehr

- Kein Beschützer der Familie mehr
- Keine Autorität mehr in der Familie
- Er hat keine offizielle Macht mehr über seine Frau
- Er hat Angst und darf es zeigen
- Er „darf" weinen wie eine Frau
- Er vertritt kaum noch seine Meinung und entscheidet kaum noch
- Er überlässt der Frau die Verantwortung und dadurch wird er unzuverlässiger
- Zu dem Ausdruck „eines Mannes Wort" steht er nicht mehr
- Er ist weicher
- Er darf nicht versagen
- Er muss sich um Kinder kümmern, hat aber kein Mitspracherecht
- Er bestimmt nicht mehr über das Portemonnaie der Frau
- Er muss seinen Platz der Frau geben oder diesen mit ihr teilen
- Er fügt sich einfach der Frau. Er versucht nur noch, es den Frauen recht zu machen und hält seinen Mund

- Er zeigt kaum noch seine Stärke, da er nun seine Schwächen und „Gefühle", die oft Schwäche heißen, zeigen darf
- Er ist fett
- Er hat einen Busen
- Er hat Depression
- Er wird weiblicher
- Er kriegt auch seine Menopause
- Er hat nicht mehr so viel sexuelle Macht
- Verminderte sexuelle Aktivitäten: Sein Geschlechtsorgan wird kleiner und er verliert an Kraft und Virilität. Er steht ihm kaum noch, er kommt zu früh, er kann seine Erektion nicht mehr lange halten. Das Symbol seiner Männlichkeit stirbt
- Seine Sperma reicht nicht mehr, um eine Frau zu schwängern
- Er ist überfordert
- Er ist nur noch ein Schatten seiner selbst

Der Mann in der der Zukunft:

- Er ist kein Erzeuger mehr
- Er ist kein Papa mehr
- Er kriegt ihn nicht mehr hoch
- Sein Sperma und die Zahl seiner Spermien schaffen es nicht mehr eine Frau zu schwängern
- Er ist nun total weiblich: er lackiert sich die Nägel (Hände und Füße), er benutzt Lippenstift, er zupft sich die Haare aus dem Gesicht weg, er hat einen Busen
- Er ist kein Ernährer mehr
- Er ist Hausmann
- Er macht nur noch, was die Frau ihm sagt
- Er denkt, verhält sich und handelt wie eine Frau
- Er hat nur noch mit Puppen (Robotern) Sex und keinen weiblichen Sex mehr
- Er kriegt nun auch seine Tage (gefühlähnlich)
- Er trägt BH und Korsage
- Seine sexuellen Organe funktionieren nicht mehr: Sein Geschlechtsorgan ist nun zu klein, als dass er seine Funk-

tionen noch nutzen könnte. Er hat kaum noch Hoden und seine Fruchtbarkeit ist null

- Die Frau braucht ihn nicht mehr für ihre Sexualität, sie hat nun Puppen-ähnliche Roboter, die männlich sind: Gut bestückt, ausdauernd, muskulös, fest, sie weinen und jammern nicht, sondern tun es einfach tut und bringen es auf den Punkt
- Er hat seine Situation akzeptiert und resigniert
- Er ist nun völlig überflüssig
- Er als MANN mit seiner Männlichkeit ist nun bedeutungslos geworden

2.7 Wie hormonell wirkende Chemikalien die sexuelle Orientierung und die Partnerwahl mitprägen können

Kenntnisse aus Afrika
und meine Analyse:
Liebe ist eine Frage der Chemie und nicht der Gefühle und der Romantik. Liebe passiert im Gehirn und nicht im Herzen, aber im Herzen wird die Liebe umgesetzt.

Unser **Hormonhaushalt** entscheidet mit, mit wem wir im Bett landen möchten, ob wir **Mann oder Frau** oder beide oder auch keinen **erotisch anziehend** finden.

Während meiner Lehre in Afrika wurden uns gelehrt, wie bestimmte **Lebensmittel** den Körper so beeinflussen und den **Hormonhaushalt** so **destabilisieren** können, dass empfangene und gesendete **Signale** des Körpers **falsch interpretiert** und aufgenommen werden. Die Zusammensetzung unserer **Körperchemie** entscheidet in vielen Bereichen der Sinne mit und somit auch über die **Liebe** und die **Sexualität**.

Zum Beispiel kann der **Geruchssinn** entscheidend sein, zu welcher Person man sich **hingezogen** fühlt und zu welcher nicht. Was wir essen, was wir zu uns nehmen beeinflusst den Hormonhaushalt und somit auch die **Chemie im Körper**, das heißt auch wie wir riechen, welchen Geruch wir als angenehm empfinden oder nicht. Unsere Essen entscheidet auch über unseren Körpergeruch mit. Wir kennen doch alle diesen Spruch:

„Die Chemie muss stimmen“

Östrogen sucht Testosteron und Testosteron sucht Östrogen

Männer riechen anders als Frauen und dieser Unterschied hat auch mit der Konzentration der männlichen und weiblichen Hormone im jeweiligen Körper zu tun.

Die **Hormone** spielen auch eine wichtige Rolle bei den rein männlichen und weiblichen **Eigenschaften** und diese lenken Männer und Frauen bei ihrer **Partnerwahl**. Frauen bevorzugen allgemein Männer mit mehr Testosteron, das heißt Männer mit männlichen Eigenschaften und Männer bevorzugen unbewusst Frauen mit mehr weiblichen Eigenschaften. Unsere Hormone steuern diese Wahl mit.

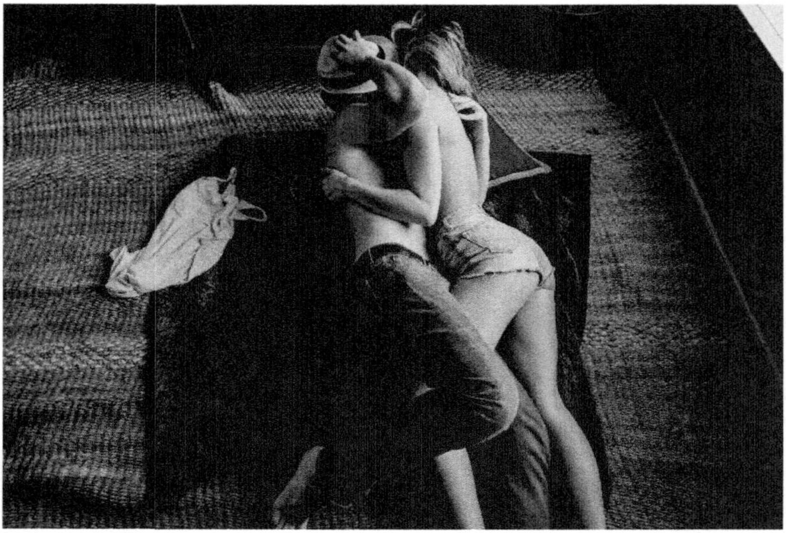

Das bedeute, jeder **Angriff auf den Hormonhaushalt**, der die Konzentrationsmenge der verschiedenen Hormone im Menschen ändert, kann auch die **Anziehungskraft** und die **Lust** auf das andere Geschlecht **verändern**, so dass ein Mann nun für einen anderen Mann besser riecht als eine Frau, oder er sich von einem Mann stärker angezogen fühlt, weil er selbst durch mehr Östrogene im Körper weibliche Eigenschaften und Gefühle entwickelt hat und das männliche **Testosteron sexy** und **erotischer** findet. Nach dem Motto: Östrogen sucht Testosteron und Testosteron sucht Östrogen.

Wir wissen bereits, dass östrogenhaltige Chemikalien den Hormonhaushalt nachhaltig verändern und destabilisieren können. Somit können fremde Hormone von außen mit entscheiden, wen wir lieben, mit wem wir zusammen kommen, mit wem wir schlafen möchten.

Was sagen nun wissenschaftliche Studien?

Auch in der Wissenschaft gibt es Studien, die zeigen, dass zum Beispiel Männer und Frauen sich **riechen** können müssen, um sich zu lieben. Und **Hormone** sind mitverantwortlich dafür, was in den mehr als 350 Riechrezeptoren unseres Körpers passiert.

Die Bremer Kulturwissenschaftlerin Ingelore Ebberfeld kommt in ihrem Buch „Botenstoffe der Liebe" aufgrund wissenschaftlicher Studien zu dieser Erkenntnis:

> **„Ob es zwischen zwei Menschen zum Sex kommt, hängt entscheidend vom Körpergeruch ab. Männer riechen anders als Frauen, und genau darin liegt der Reiz bei der Geschlechterbegegnung"**
>
> welt.de/lifestyle/article13439098

Wir wissen auch, dass ein Überschuss an weiblichen Hormonen im Männerkörper das **Schilddrüsenhormonsystem** schädigen kann und somit auch die **Duftdrüsen**.

Schweiß von Männern riecht anders als der von Frauen und hängt mit der Produktion von **Sexualhormonen** zusammen.

Männer, aber auch Frauen, geben über die **Duftdrüsen** das **Androstadienon**, ein Abbauprodukt des Testosterons, ab. Die Konzentration ist aber bei den **Geschlechtern unterschiedlich**. Bei Frauen geringer als bei Männern und deswegen riechen Männer auch stärker.

Der Schweiß von Frauen riecht säuerlich und der von Männern stechend. Dieser durch Hormone verursachte **Geruch beeinflusst** auch, welche Person wir gern an unserer Seite haben wollen. Der Hormonhaushalt kann uns je nach seiner Zusammensetzung dazu bringen so (weiblich) oder so (männlich) zu riechen und deswegen beeinflussen, wer uns **anmacht** und wen wir **mögen**.

Viele Studien zeigen weiter, dass unsere **Hormone** eine sehr wichtige Rolle in unsere **Partnerwahl** spielen. Eine dieser Studien ist die der New Yorker **Anthropologin Helene Fischer** mit ihren umfangreichen **Beziehungs-Studien**, die weltweit Aufsehen erregten. Sie befragte über Jahrzehnte fast 40 000 Männer und Frauen zum Thema Partnerwahl, sexuelle

Anziehung und Auswahlkriterien und ihre Feststellung bestätigt meine Lehre aus Afrika und meine Analysen:

Wen wir anziehend finden, wen wir als Bettpartner haben wollen, hängt zunächst von unserer Körperchemie ab, und dabei spielen die Hormone Östrogen und Testosteron eine große Rolle. Sie aktivieren unterschiedliche Gehirnregionen, die unsere Wahl mitentscheiden.

2.8 Weibliche Hormone geben Männern auch eine weibliche Persönlichkeit

Mithilfe von **Geschlechtshormonen** lassen sich Männer zu Frauen **umprogrammieren**: sehr hohe Spiegel weiblicher Geschlechtshormone bei gleichzeitigem Absinken der männlichen Geschlechtshormonen-Konzentration. Somit können sie ganz oder teilweise eine **weibliche Persönlichkeit** übernehmen. Das sieht man schon bei **Transgender**, die sich mit **Hormonpräparaten** behandeln lassen.

Nicht nur die **Gene** und die **Umwelt** machen aus uns das, was wir heute sind, wie wir sind und was unsere Identität ist, sondern auch **Hormone** steuern unseren Körper, unsere Art, unsere Denkweise, unsere Wünsche, unsere Gelüste und formen so unsere **Persönlichkeit**.

> „Sie [Hormone] sind der Schlüssel, um unser Verhalten und die Persönlichkeit wirklich zu verstehen“

sagt der Endokrinologe Martin Wabitsch von der Universitätsklinik Ulm in einem Bericht auf Zeit.de. Die Menge und Qualität der Hormone ist **genetisch** bedingt, wird aber auch durch **äußerliche Einwirkung**, wie die Ernährung, beeinflusst. Zum Beispiel ist es genetisch bedingt, dass Männer mehr Testosteron und Frauen mehr Östrogene produzieren, aber durch die Chemikalien in der Ernährung kann es anders und sogar umgekehrt sein.

Da Hormone auch das **Erbgut** beeinflussen und somit die Gesamtheit der materiellen Träger der vererbbaren Informationen unserer Zellen, sind sie auch mit unserer **Psyche** verbunden und interagieren mit anderen Hormonen, wie Adrenalin, Serotonin, Insulin usw. So beeinflussen sie unser **Verhalten** und das, was wir sind, das bedeutet auch, was und wie wir fühlen, was und wie wir denken und was wir mögen.

Weibliche Hormone lassen Frauen die typisch weiblichen **Verhaltensweisen** und **Stimmungen** haben. Sie geben an, dass ihr Zyklus ihre Stimmung beeinflusse. Dies hat mit den **Geschlechtshormonen** zu tun. Zum Beispiel kommt es in der zweiten **Zyklushälfte** häufiger zu schlechter, manchmal auch depressiver Stimmung, Reizbarkeit, schlechter Laune, Empfindlichkeit, Anspannung im Körper. Das hat mit einem **Östrogenmangel** zu tun, aber auch mit einer absinkenden Gestagenkonzentration. **Hormonschwankungen**, egal welcher Art sie sind, lösen immer eine **Kettenreaktion** aus.

Es ist nur logisch, dass es bei den Männern wir bei den Frauen ist: Dass ein andauernder Überschuss von weiblichen Hormonen, bei gleichzeitigem Absinken des Testosteronspiegels im Körper der Männer nicht nur die Geschlechtsorgane und die Physiologie beeinflusst, sondern eben auch das Seelische, das Denken und die Gefühlebene.

3. Schlussbemerkung

Dieses Buch dient zur eigenen Information und Erweiterung eigener Erkenntnisse und eigenen Wissens. Es ersetzt keine medizinische Behandlungen oder einen Arztbesuch. Es zeigt dir nur die Vielfältigkeit der Phänomene.

Über den Autor

Anders sein, anders sehen, anders handeln, damit etwas Erfrischendes herein kommt.

Mein Name ist Dantse Dantse, ich bin gebürtiger Kameruner und Vater von fünf Kindern, die zum Teil schon studieren. Meine Hobbys sind schreiben, joggen, träumen, und Gott und alles, was er gemacht hat bewundern und lieben.

Als ältester Sohn einer afrikanischen „Truppe" von 8 Kindern meiner Mutter und als Drittältester Sohn und siebtes aller Kinder meines verstorbenen Vaters, der insgesamt 25 Kinder mit drei amtlich verheirateten Frauen hatte, war mein Leben immer ein spannender Film, seit ich ein Kind war. Alle Kinder und alle Frauen wohnten zusammen in einer Anlage, die Kinder in einem Haus und der Vater und seine Frauen in einem separaten Haus. Wir aßen alle zusammen, spielten zusammen. Eine Frau kochte für alle Kinder. Wir Kinder haben immer eine Ansprechpartnerin gehabt, denn jede einzelne Frau war unsere Mutter. Wenn die eigene Mutter verreist war, kümmerte sich die andere Mutter um dich. Diese Erfahrung muss man machen. Das ist etwas Besonderes, man lernt zu teilen, zu lieben, mit 24 gleichwertigen anderen. Automatisch ist die Definition von wichtigen Werten, wie Geben, Teilen, Gefühle, Liebe, Eifersucht, Geduld, Verständnis zeigen uvm. anders als bei Kindern einer sogenannten „normalen“ Familie. Wenn du aus so einer Familien komme, trägst erfährst du so viele Sachen, die dich im Leben weiterbringen. Du lernst viel, weil du schnell lernen musst, um nicht runterzufallen.

Mein Leben ging auch im Erwachsenenalter spannend weiter, nicht nur, weil ich Vater von fünf Kindern von unterschiedlichen, schönen Frauen aus unterschiedlichen Kulturen bin, sondern auch, weil ich Grenzerlebnisse hatte, seien sie gut oder schlecht, die mich geformt haben. Ich habe viele Menschen verloren und viele dazu gewonnen. Ich habe so viele schöne Dingen erlebt, aber auch sehr schmerzhafte Erfahrungen gemacht. Ich habe in meinem Leben fast alles probiert, denn ich bin ein Mensch, der ständig das Neue sucht und vor Risiken keine Angst hat, der bereit ist, bis zum Ende zu gehen, um zu wissen, was aus etwas wird.

Frauen waren und sind immer meine Leidenschaft gewesen, auch heute noch, wenn auch nicht mehr in diesen Mengen. Ein kleiner Star war ich immer gewesen, mein Star. Ich brauchte nicht den Erfolg von Robbie Willams, um bei den Frauen anzukommen. Frauen haben somit mein Leben sehr geprägt. Wichtig dabei ist, dass ich mich nicht verloren habe, sondern im Gegenteil mich stetig weiterentwickelt habe. Viele kennen mich als jemanden, der unkonventionell denkt und lebt, der sehr positiv ist, der ein guter Vater ist, dem die Freiheit (die innere und die äußere) fundamental wichtig ist, der an das Gute im Menschen glaubt, trotz mancher unschöner Vorfälle, der hilfsbereit ist und gerne verzeiht, kurz, als eine Person, die glücklich ist, wie sie ist, aber dennoch weitermacht.

Beruflich passierte sehr viel, vom Studium bis heute. Ich habe unterschiedliche Dinge gemacht, und dabei habe ich nicht immer die Rahmenbedingungen beachtet, denn die bremsen meistens. Ich lebe und arbeite seit über 25 Jahren in Deutschland und arbeite heute als Erfolgs-Coach und Marketingberater. Ich berate Menschen und Firmen, wenn sie nicht mehr wissen, wie es weitergeht! Vor dem Coaching gab es, wie gesagt, noch vieles anderes: Studium, Geschäftsführer, Außenhandel, Firmengründer, Internet, PR, und, und, und…

Die Idee zu schreiben habe ich schon als Kind gehabt, aber erst die Erfahrungen aus meiner Tätigkeit als Berater und Coach brachten mich dazu, mein Hobby in die Tat umzusetzen. Da mein afrikanisch-inspiriertes Coaching gerade immer mehr

Deutsche anspricht und ihnen hilft, habe ich mich auf Anraten einer Kundin entschlossen, meine Erfahrungen und Ratschläge in Büchern weiterzugeben.

Meine Begeisterung für alles, was mit Menschen zu tun hat ist fast selbstverständlich:

1. Seit 23 Jahren bin ich Vater und Erzieher von mehreren Kindern aus verschiedenen Kulturkreisen, dem afrikanischen und dem europäischen. Das macht für mich als Vater die Erziehung jedes Kindes anders und spannend, aber auch herausfordernd. Durch diese Kinder habe ich außerdem viele anderen Kinder und Eltern kennengelernt.

2. Durch meine Erziehung habe ich gelernt, dass Werte und Persönlichkeit sehr wichtig sind. Mein Vater, der beruflich sehr aktiv war als Politiker und hoher Beamter des Landes, fand immer Zeit am Wochenende, um uns Geschichten zu erzählen und Lieder beizubringen. Wir saßen dann stundenlang im Dunkel auf der Wiese vor unseren Häusern (dem Haus der Eltern und dem Haus der Kinder) und hörten ihm zu, seine Geschichte hatte immer mit etwas zu tun, was uns beschäftigte oder was uns als Individuum stärken würde. Er konnte aus einem Zitat aus der Bibel eine herzliche Ge-

schichte erzählen. Diese Geschichten sind Jahrzehnte später immer noch in meinem Kopf. In Afrika sagt man, erst ein starker Mensch als Individuum macht eine starke Gesellschaft. Anders herum ist es ungesund. Die Gesellschaft wäre zwar stark, aber die Menschen darin kaputt und krank. Deswegen sollte jedes Kind seinen eigenen Weg suchen und finden und sich nicht immer dem Diktat der Allgemeinheit beugen. Alleine dastehen bedeutet nicht, dass die anderen Recht haben und auf Seite der Wahrheit stehen, nur weil sie viele sind. Du kannst Recht haben und sie alle nicht. Man sollte keine Angst haben, den Weg zu nehmen, den kein anderer nimmt. Man kann es Sonderweg nennen. Dein Weg aber ist der richtige für dich.

Die Kinder, sagte mein Vater, müssen mit Werten und Liebe zur Selbständigkeit und Unabhängigkeit erzogen werden. Kinder müssen so erzogen werden, dass sie aus eigenen Kraft das Gute vom Schlechten trennen können, erkennen können, was ihnen gut tut, damit sie der Gesellschaft auch Gutes tun können. Die Kinder müssen so erzogen werden, dass sie glücklich sind und das Vertrauen haben, dass sie auch nach schwierigen Zeiten, die immer im Leben eines Menschen kommen, trotzdem weiter glücklich sein werden.

Solche Lehre begleitete mich, und mit der Zeit war ich auch immer mehr davon überzeugt, dass das wichtig ist. Wir sehen in den westlichen Ländern, wie die Gesellschaft stark ist, aber viele Menschen schwach und krank sind.
In einer solchen Großfamilie musst du bestimmte Eigenschaften und Strategien entwickeln, um auf dich aufmerksam zu machen, ohne den anderen zu schaden. Vieles das dich sehr beschäftigt, passiert schon in sehr frühem Alter, unter anderem ist der Kampf um die Gerechtigkeit und Gleichheit zwischen allen Geschwistern gegenüber den Eltern sehr bedeutend. Da die Eltern nicht so viel Zeit für dich haben, wie in einer Familie mit nur zwei Kindern, musst du sehr aufmerksam sein und mancher deiner Probleme alleine lösen. Das bedeutet, dass du schon als Kind Philosoph, Psychologe und Therapeut bist.

Als ältester Sohn musste ich, nach der afrikanischen Kultur, schon sehr früh praktisch die Funktion eines Erziehers (hier Vater und Mutter) übernehmen. Dafür wurde ich auch speziell geschult. Das Beste dabei war, dass man die ältesten Kinder geschlechtsneutral ausbildete, damit sie gleichzeitig die Funktion von Papa und Mama übernehmen können. Das heißt, dass ich Papa und Mama bin, seitdem ich 10 war. Und heute freue ich mich sehr, diese Erfahrungen gemacht zu haben, und dass ich die Chance hatte, meine jüngeren Geschwister mit zu erziehen und viel daraus für mich zu lernen. All das hat mir sehr bei der Erziehung von meinen eigenen Kindern geholfen. Aus diesen Erfahrungen habe ich sehr viel gelernt und viel Wissen gesammelt, das man kaum aus Büchern lernen kann.

3. Als Coach und Berater habe ich viele Menschen, Frauen, Männer, Paare, Kinder aus unterschiedlichen Kontinenten, Kulturen, sozialen und beruflichen Kreisen betreut.

Ich schreibe, wie ich bin. Ich schreibe vielseitig, weil mein Leben auch vielseitig ist und keinen "normalen und üblichen und planmäßigen" Weg, wie die Menschen ihn gewohnt sind, genommen hat. Das wollte ich auch nie so haben. Ich war und bin die Art von Mensch, die man üblicherweise Lebenskünstler nennt. Unkonventionell, frei in meiner Person und in meiner Denkweise, unabhängig von Etabliertem, das ich aber voll respektiere. Meine Werte sind Liebe, Gerechtigkeit, Verzeihen können, Kulanz, Optimismus, Freigiebigkeit, Verantwortung tragen, Freiheit mit mir selbst und mit anderen und dazu noch guter Vater sein.

Fast alle meine Bücher beruhen auf wahren Begebenheiten. Ich schreibe Bücher über moderne Themen, die die Menschen und die Gesellschaft bewegen, Bücher über schwere Schicksale, Tabuthemen, Ethik und Moral, über Erziehung, über das Glück. Ich schreibe auch Ratgeberbücher und Kinderbücher mit interkulturellem Hintergrund, da meine Kinder in interkulturellen Verhältnissen leben. Ich bringe Erfahrungen aus zwei unterschiedlichen Kulturen mit, die ich vereinen musste, um meinen Kindern das Bestmögliche zu geben.

Dieses Wissen und diese Erfahrungen waren für Menschen, die meinen Rat gesucht haben, stets eine große Bereicherung.

Meine afrikanisch-inspirierten Tipps und Tricks helfen in allen Lebensbereichen von Kindererziehung über Partnerschaft, Sexualität, Gesundheit, Ernährung bis zum Glücklichsein. Auch noch so harte Nüsse können weichgekocht werden und das alles mit Liebe, Geduld, Konsequenz und Gerechtigkeit. Dafür ist es sehr wichtig sich selbst zu kennen, zu lieben und sich selbst zum Glücklichsein zu erziehen.

Mein Schreibstil ist authentisch und angenehm zu lesen. Die Wortwahl ist einfach, unkompliziert, verständlich, sowie deutlich. Meine Bücher sollen neugierig und nachdenklich machen und Spaß und Lust am Lesen wecken. Ich möchte meinen Stil unbedingt beibehalten, damit die Leser mich so kennen, so akzeptieren und durch ihn auch erkennen, dass ich kein gebürtiger Deutscher bin. Das ist mein Anreiz, auf Deutsch zu schreiben.

Lies meine Bücher, und du wirst verstehen, was ich über mich geschrieben habe.

Gerne können wir weiter streiten, diskutieren und ausdiskutieren und Frieden schließen. Gerne lese ich auch dein Lob.

Meine Autorenseite ist: www.dantse-dantse.com, E-Mail: Leser@dantse-dantse.com

Meine Coachingseite ist: www.mycoacher.jimdo.com, E-Mail: mycoacher@yahoo.de

DIFO - DANTSE IMMUN FORTE
Life & health protect energy sauce

Die therapeutische, magische Gesundheits-Sauce aus Ingwer, Knoblauch, Zwiebel, Chili und vielem mehr. Eine Sauce, die körperliche und psychische Krankheiten heilt und magisch schmeckt. Die wunderscharfe Sauce bekämpft sehr wirksam Krankheiten und macht außerdem schlank.

Eine echte Delikatesse zu Fleisch, Fisch, Käse, Weißbrot, Reis, Nudeln etc. Regelmäßig gegessen wirst du ein dauerhaftes Ergebnis und allgemeines Wohlbefinden verspüren. Diese Sauce sollte nicht mehr auf deiner Speisekarte fehlen! Sie wird auch nie mehr fehlen, sobald du sie das erste Mal probiert hast!

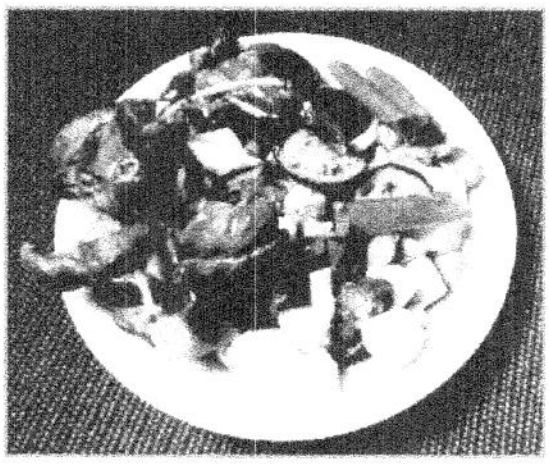
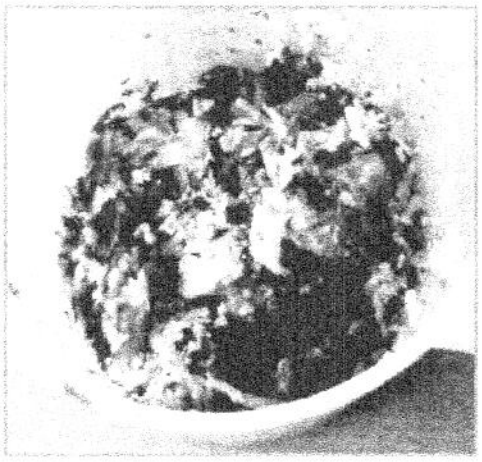
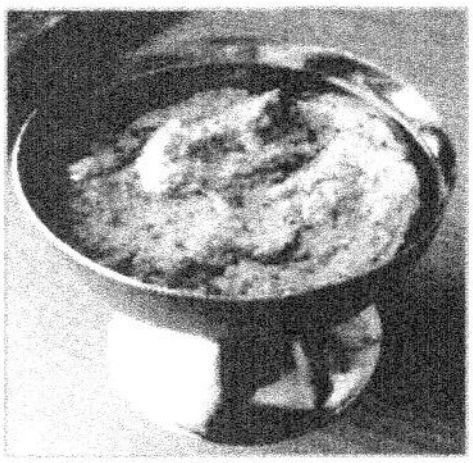

Möchtest du diese Sauce bestellen? Dann gehe auf www.mycoacher.jimdo.com! Mehr Info über DIFO – DANTSE IMMUN FORTE findest du in meinem Buch **Nutrazeutika** (ISBN 9783946581492).

Weitere Bücher des Autors bei indayi edition (Auszug)

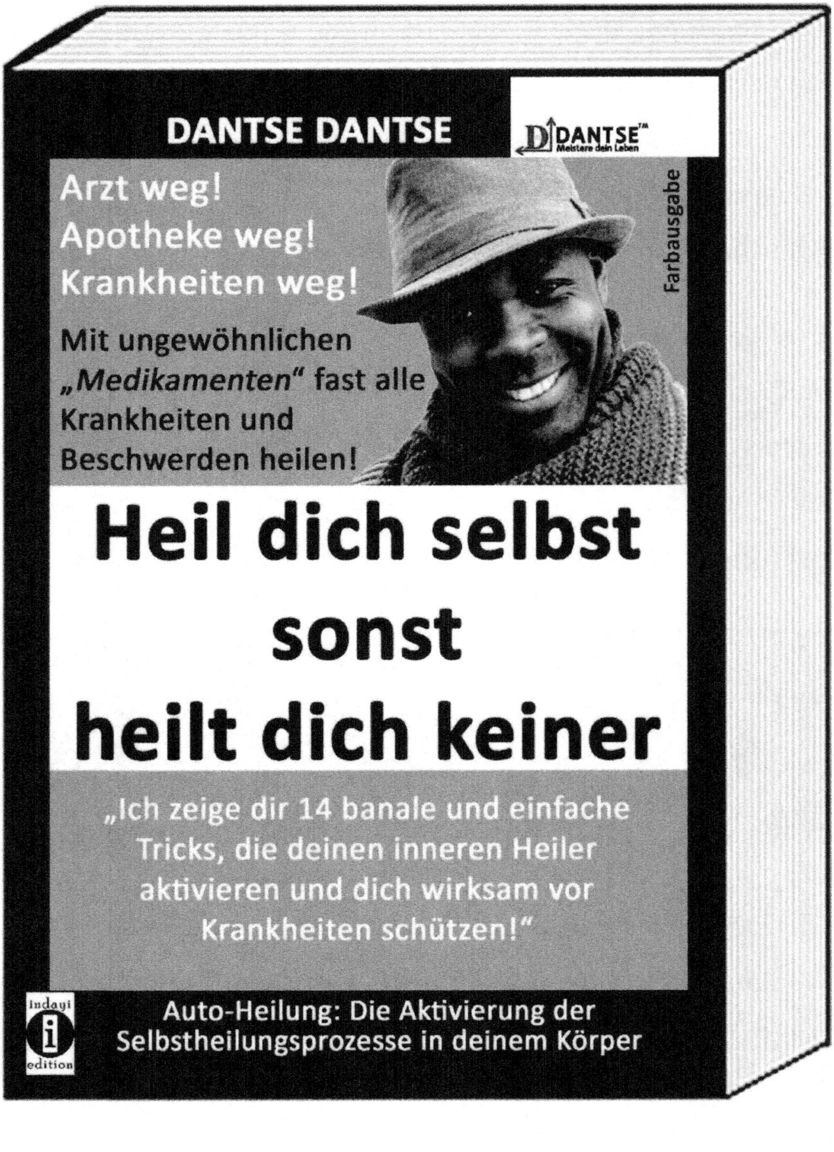

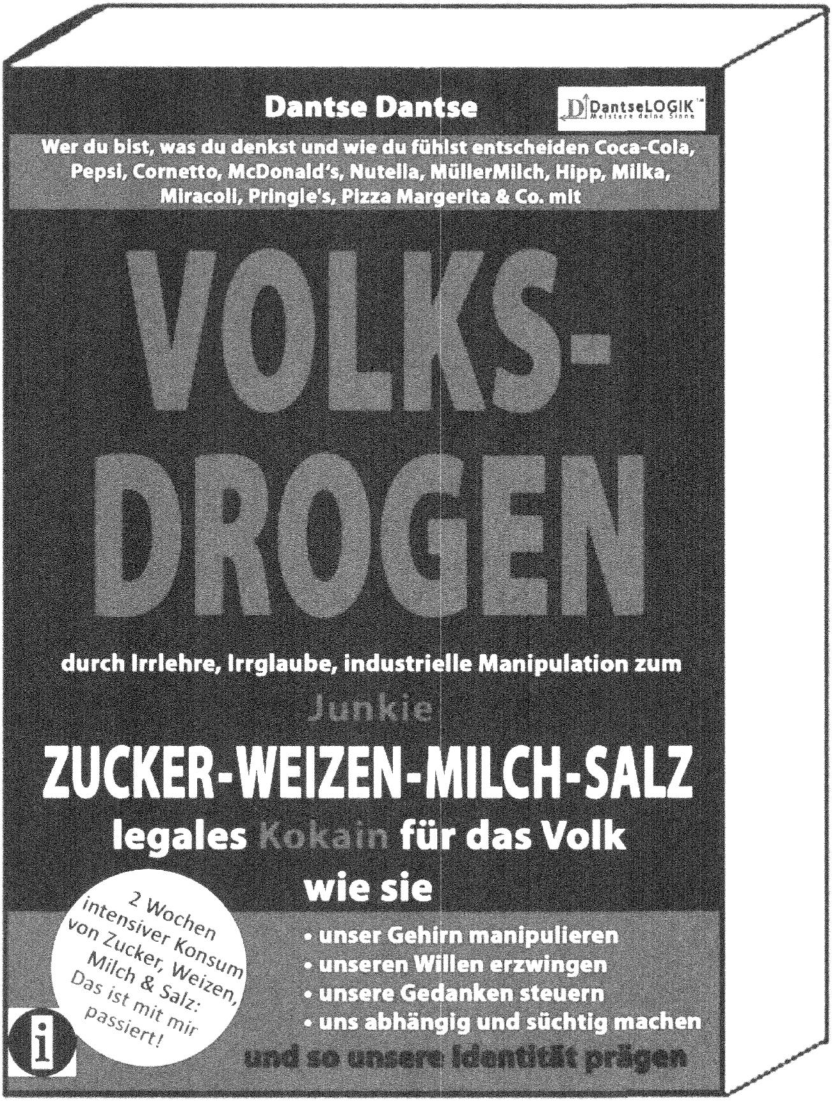
Dantse Dantse
DantseLOGIK
Wer du bist, was du denkst und wie du fühlst entscheiden Coca-Cola, Pepsi, Cornetto, McDonald's, Nutella, MüllerMilch, Hipp, Milka, Miracoli, Pringle's, Pizza Margerita & Co. mit
VOLKS-DROGEN
durch Irrlehre, Irrglaube, industrielle Manipulation zum
Junkie
ZUCKER-WEIZEN-MILCH-SALZ
legales Kokain für das Volk
wie sie
• unser Gehirn manipulieren
• unseren Willen erzwingen
• unsere Gedanken steuern
• uns abhängig und süchtig machen
und so unsere Identität prägen
2 Wochen intensiver Konsum von Zucker, Weizen, Milch & Salz: Das ist mit mir passiert!

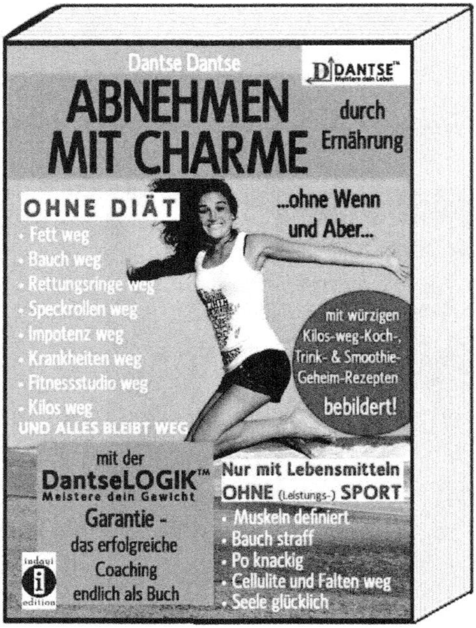
Dantse Dantse
DANTSE™
ABNEHMEN MIT CHARME
durch Ernährung
OHNE DIÄT
• Fett weg
• Bauch weg
• Rettungsringe weg
• Speckrollen weg
• Impotenz weg
• Krankheiten weg
• Fitnessstudio weg
• Kilos weg
UND ALLES BLEIBT WEG
...ohne Wenn und Aber...
mit würzigen Kilos-weg-Koch-, Trink- & Smoothie-Geheim-Rezepten
bebildert!
mit der
DantseLOGIK™
Meistere dein Gewicht
Garantie -
das erfolgreiche
Coaching
endlich als Buch
indayi edition
Nur mit Lebensmitteln
OHNE (Leistungs-) SPORT
• Muskeln definiert
• Bauch straff
• Po knackig
• Cellulite und Falten weg
• Seele glücklich

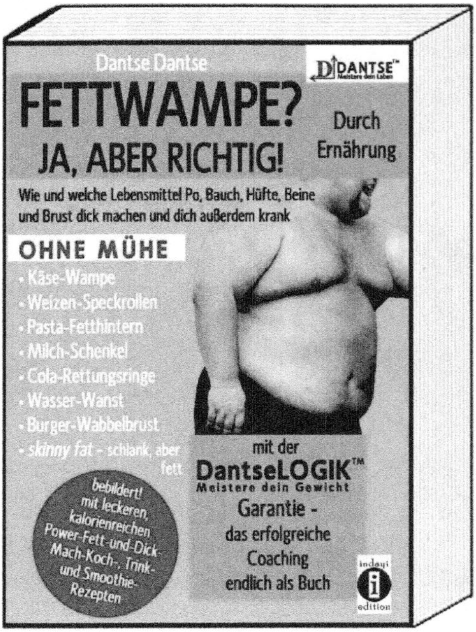
Dantse Dantse
DANTSE™
FETTWAMPE?
JA, ABER RICHTIG!
Durch Ernährung
Wie und welche Lebensmittel Po, Bauch, Hüfte, Beine und Brust dick machen und dich außerdem krank
OHNE MÜHE
• Käse-Wampe
• Weizen-Speckrollen
• Pasta-Fetthintern
• Milch-Schenkel
• Cola-Rettungsringe
• Wasser-Wanst
• Burger-Wabbelbrust
• skinny fat - schlank, aber fett
bebildert! mit leckeren, kalorienreichen Power-Fett-und-Dick-Mach-Koch-, Trink- und Smoothie-Rezepten
mit der
DantseLOGIK™
Meistere dein Gewicht
Garantie -
das erfolgreiche
Coaching
endlich als Buch
indayi edition

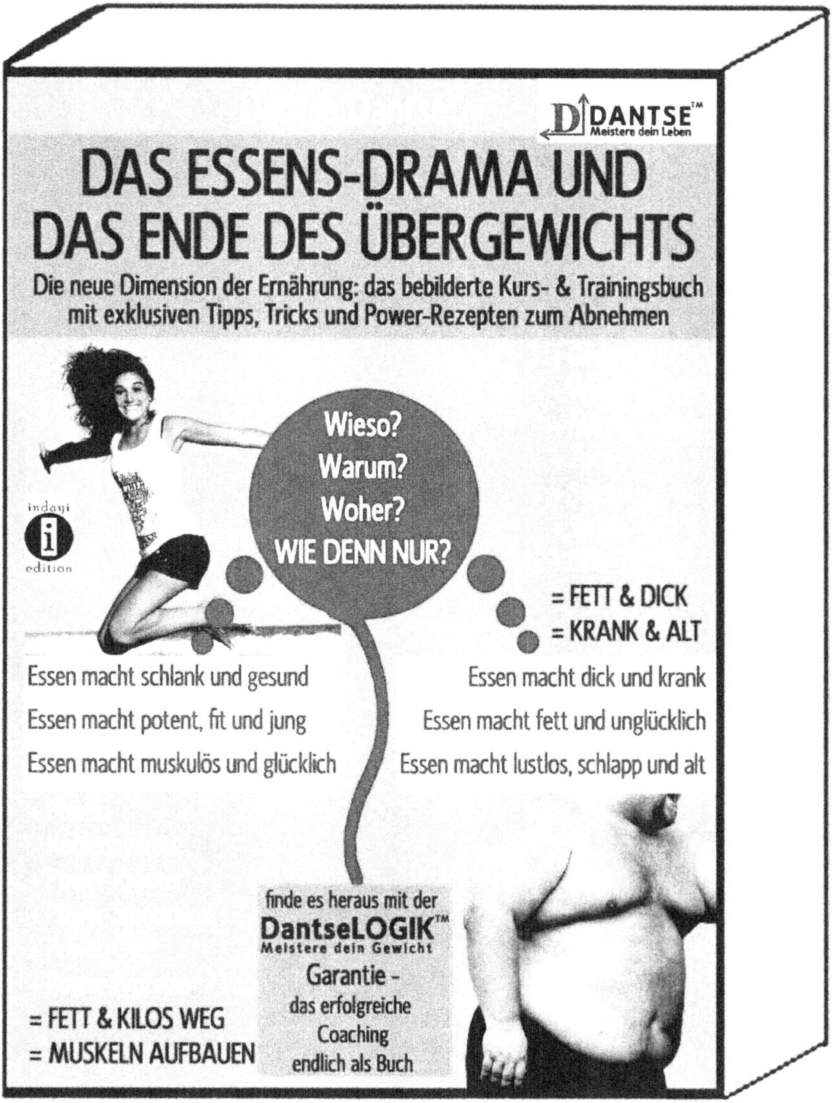
DANTSE™
Meistere dein Leben
DAS ESSENS-DRAMA UND
DAS ENDE DES ÜBERGEWICHTS
Die neue Dimension der Ernährung: das bebilderte Kurs- & Trainingsbuch
mit exklusiven Tipps, Tricks und Power-Rezepten zum Abnehmen
indayi
edition
Wieso?
Warum?
Woher?
WIE DENN NUR?
= FETT & DICK
= KRANK & ALT
Essen macht schlank und gesund
Essen macht potent, fit und jung
Essen macht muskulös und glücklich
Essen macht dick und krank
Essen macht fett und unglücklich
Essen macht lustlos, schlapp und alt
finde es heraus mit der
DantseLOGIK™
Meistere dein Gewicht
Garantie -
das erfolgreiche
Coaching
endlich als Buch
= FETT & KILOS WEG
= MUSKELN AUFBAUEN

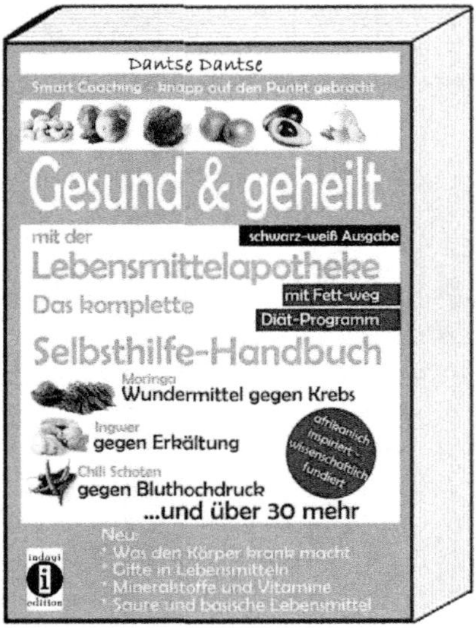
Dantse Dantse
Smart Coaching - knapp auf den Punkt gebracht
Gesund & geheilt
mit der
schwarz-weiß Ausgabe
Lebensmittelapotheke
Das komplette
mit Fett-weg
Diät-Programm
Selbsthilfe-Handbuch
Moringa
Wundermittel gegen Krebs
Ingwer
gegen Erkältung
Chili Schoten
gegen Bluthochdruck
...und über 30 mehr
afrikanisch inspiriert - wissenschaftlich fundiert
Neu:
* Was den Körper krank macht
* Gifte in Lebensmitteln
* Mineralstoffe und Vitamine
* Saure und basische Lebensmittel

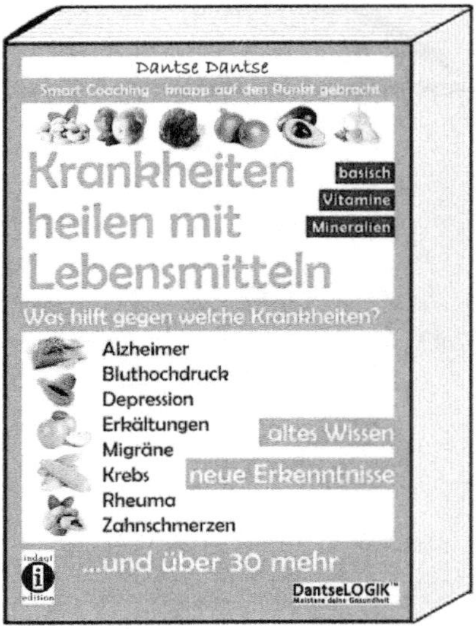
Dantse Dantse
Smart Coaching - knapp auf den Punkt gebracht
Krankheiten heilen mit Lebensmitteln
basisch
Vitamine
Mineralien
Was hilft gegen welche Krankheiten?
Alzheimer
Bluthochdruck
Depression
Erkältungen
Migräne
Krebs
Rheuma
Zahnschmerzen
altes Wissen
neue Erkenntnisse
...und über 30 mehr
DantseLOGIK™

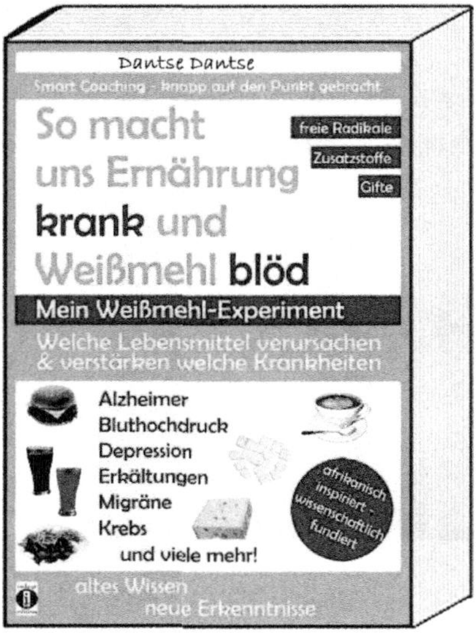
Dantse Dantse
Smart Coaching - knapp auf den Punkt gebracht
So macht uns Ernährung krank und Weißmehl blöd
freie Radikale
Zusatzstoffe
Gifte
Mein Weißmehl-Experiment
Welche Lebensmittel verursachen & verstärken welche Krankheiten
Alzheimer
Bluthochdruck
Depression
Erkältungen
Migräne
Krebs
und viele mehr!
afrikanisch inspiriert - wissenschaftlich fundiert
altes Wissen
neue Erkenntnisse

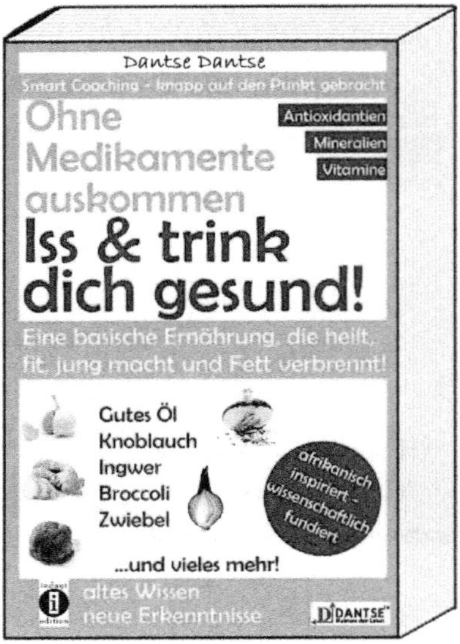
Dantse Dantse
Smart Coaching - knapp auf den Punkt gebracht
Ohne Medikamente auskommen
Antioxidantien
Mineralien
Vitamine
Iss & trink dich gesund!
Eine basische Ernährung, die heilt, fit, jung macht und Fett verbrennt!
Gutes Öl
Knoblauch
Ingwer
Broccoli
Zwiebel
...und vieles mehr!
afrikanisch inspiriert - wissenschaftlich fundiert
altes Wissen
neue Erkenntnisse
DANTSE

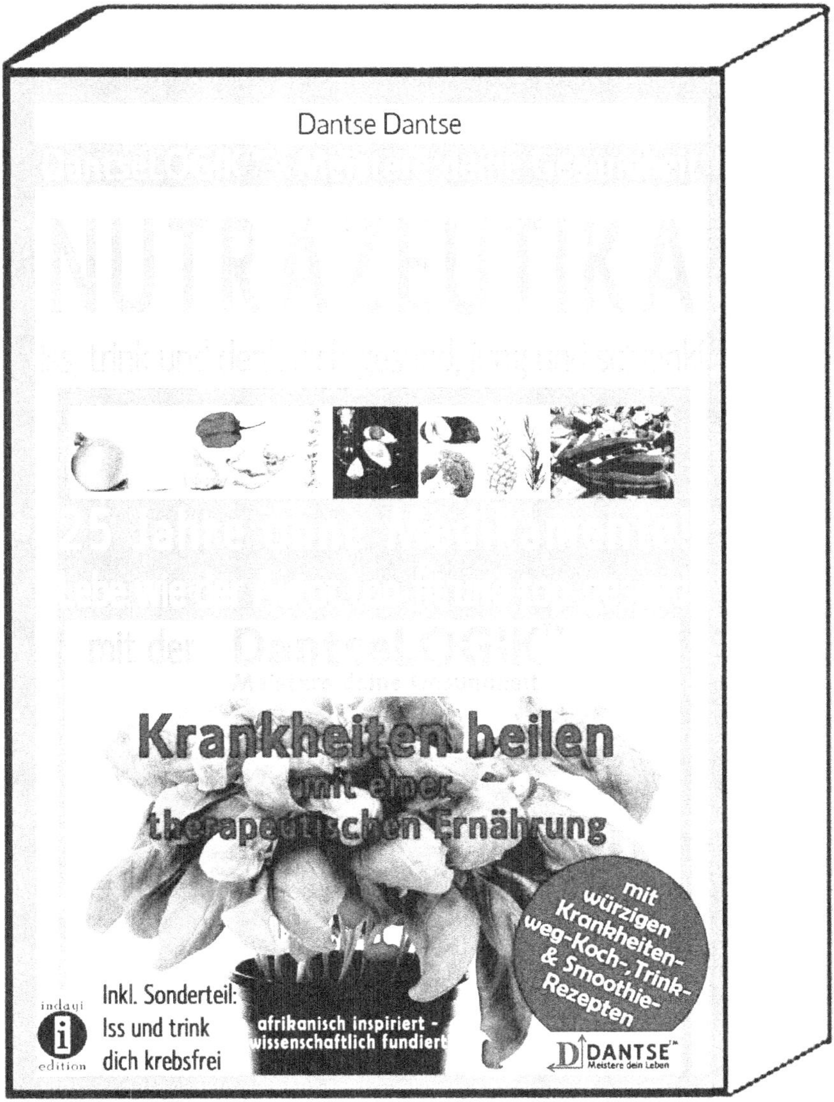
Dantse Dantse
Krankheiten heilen
mit einer
therapeutischen Ernährung
mit würzigen Krankheiten-weg-Koch-, Trink- & Smoothie-Rezepten
Inkl. Sonderteil:
Iss und trink
dich krebsfrei
afrikanisch inspiriert -
wissenschaftlich fundiert
indayi edition
DANTSE
Meistere dein Leben

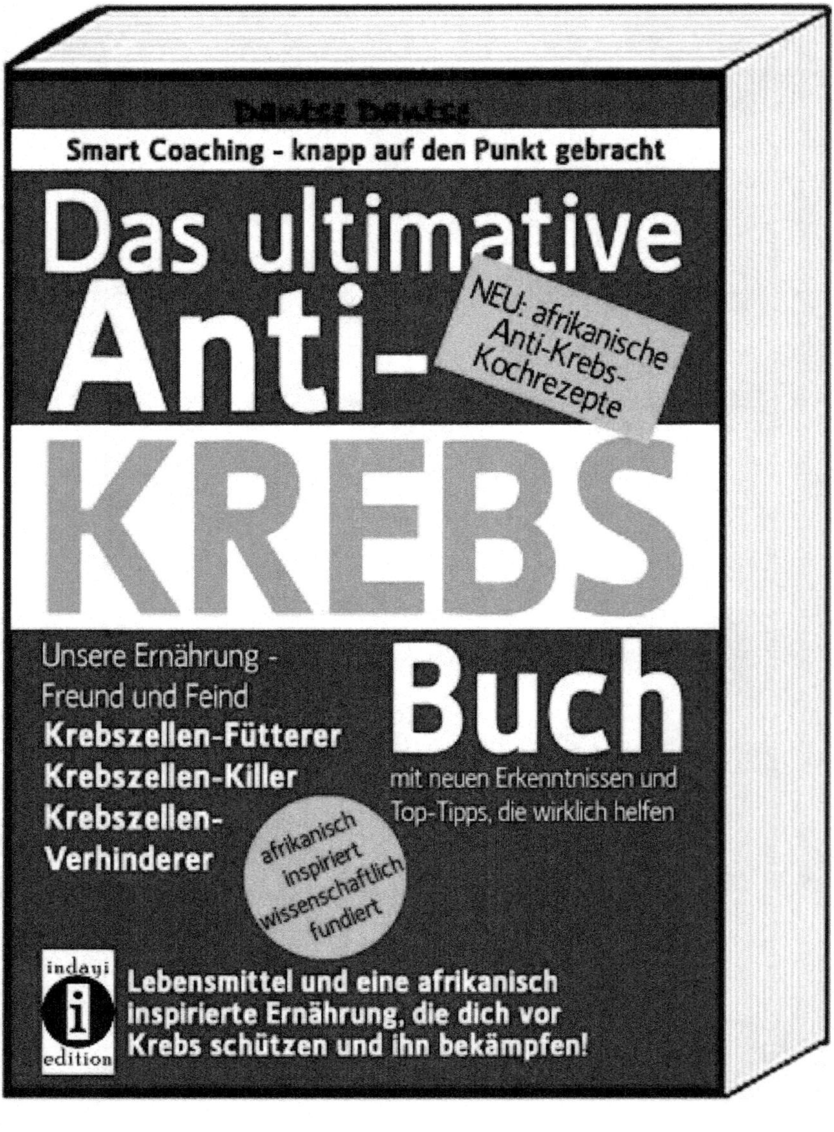
Smart Coaching - knapp auf den Punkt gebracht
Das ultimative
Anti-
KREBS
Buch
NEU: afrikanische Anti-Krebs-Kochrezepte
Unsere Ernährung - Freund und Feind
Krebszellen-Fütterer
Krebszellen-Killer
Krebszellen-Verhinderer
mit neuen Erkenntnissen und Top-Tipps, die wirklich helfen
afrikanisch inspiriert wissenschaftlich fundiert
indayi edition
Lebensmittel und eine afrikanisch inspirierte Ernährung, die dich vor Krebs schützen und ihn bekämpfen!

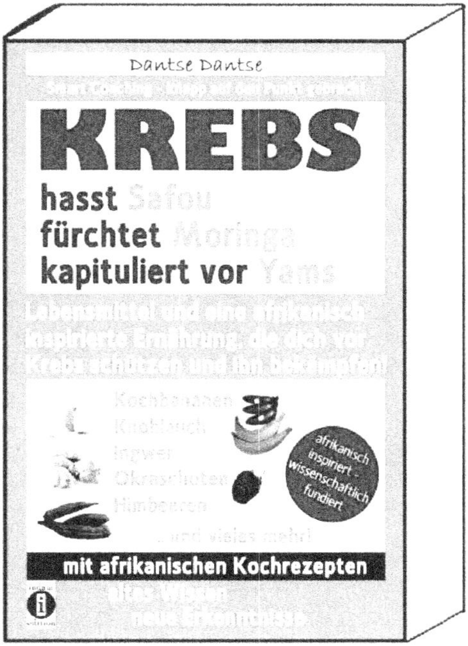
Dantse Dantse
KREBS
hasst Safou
fürchtet Moringa
kapituliert vor Yams
afrikanisch inspiriert - wissenschaftlich fundiert
mit afrikanischen Kochrezepten

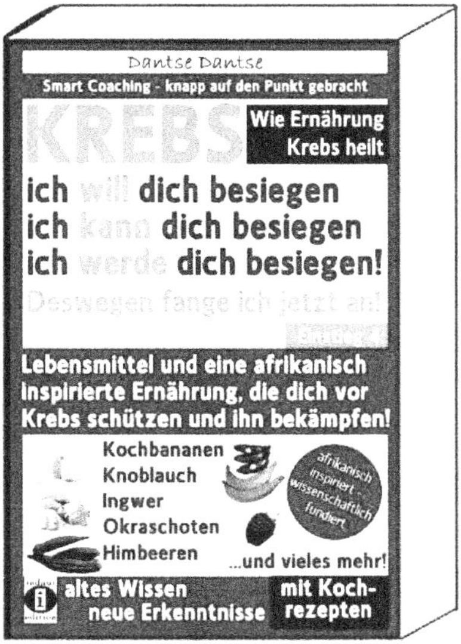
Dantse Dantse
Smart Coaching - knapp auf den Punkt gebracht
KREBS
Wie Ernährung Krebs heilt
ich will dich besiegen
ich kann dich besiegen
ich werde dich besiegen!
Lebensmittel und eine afrikanisch inspirierte Ernährung, die dich vor Krebs schützen und ihn bekämpfen!
Kochbananen
Knoblauch
Ingwer
Okraschoten
Himbeeren
...und vieles mehr!
afrikanisch inspiriert - wissenschaftlich fundiert
altes Wissen
neue Erkenntnisse
mit Kochrezepten

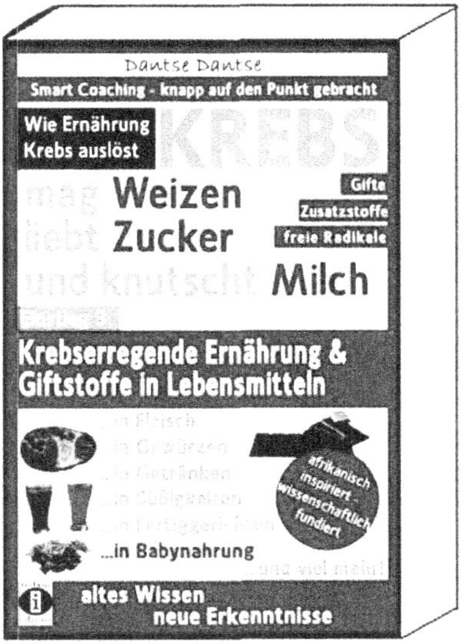
Dantse Dantse
Smart Coaching - knapp auf den Punkt gebracht
Wie Ernährung Krebs auslöst
KREBS
mag Weizen
liebt Zucker
und knutscht Milch
Gifte
Zusatzstoffe
freie Radikale
Krebserregende Ernährung & Giftstoffe in Lebensmitteln
...in Babynahrung
afrikanisch inspiriert - wissenschaftlich fundiert
altes Wissen
neue Erkenntnisse

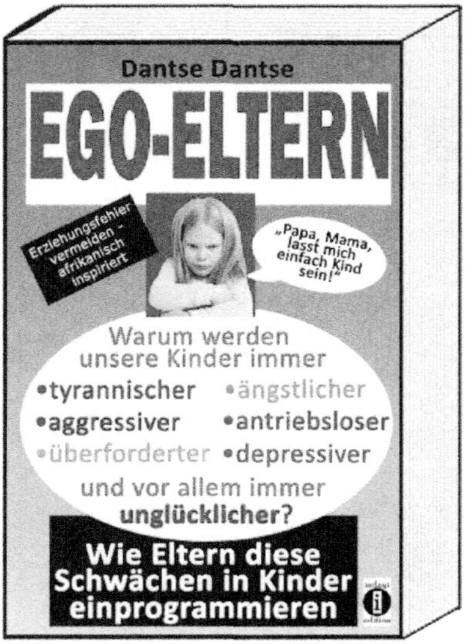
Dantse Dantse
EGO-ELTERN
Erziehungsfehler vermeiden - afrikanisch inspiriert
„Papa, Mama, lasst mich einfach Kind sein!"
Warum werden unsere Kinder immer
•tyrannischer •ängstlicher
•aggressiver •antriebsloser
•überforderter •depressiver
und vor allem immer unglücklicher?
Wie Eltern diese Schwächen in Kinder einprogrammieren

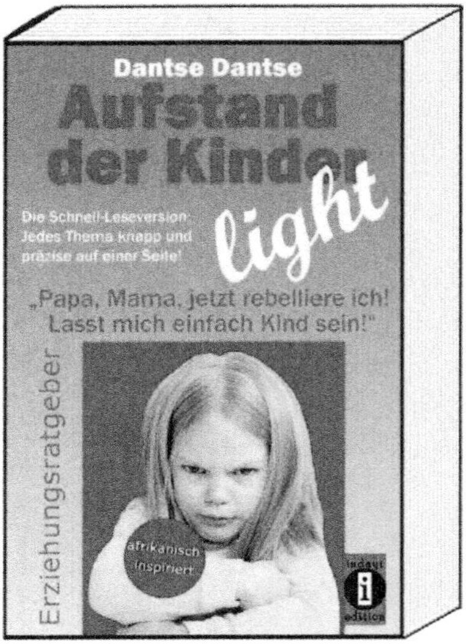
Dantse Dantse
Aufstand der Kinder
light
Die Schnell-Leseversion: Jedes Thema knapp und präzise auf einer Seite!
„Papa, Mama, jetzt rebelliere ich! Lasst mich einfach Kind sein!"
Erziehungsratgeber
afrikanisch inspiriert

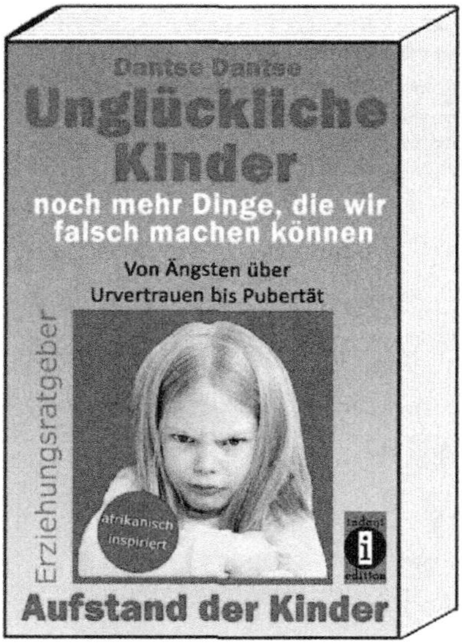
Dantse Dantse
Unglückliche Kinder
noch mehr Dinge, die wir falsch machen können
Von Ängsten über Urvertrauen bis Pubertät
Erziehungsratgeber
afrikanisch inspiriert
Aufstand der Kinder

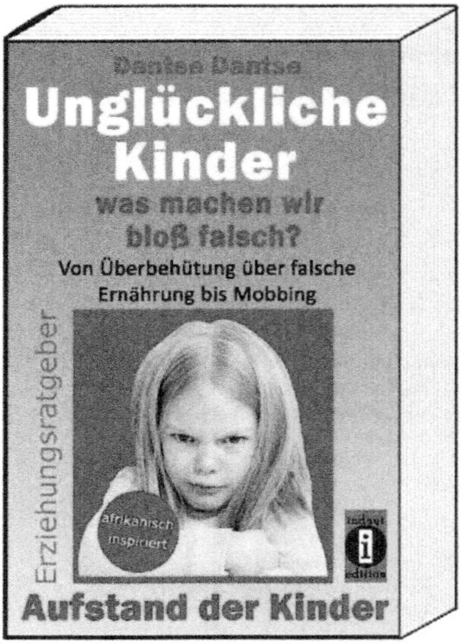
Dantse Dantse
Unglückliche Kinder
was machen wir bloß falsch?
Von Überbehütung über falsche Ernährung bis Mobbing
Erziehungsratgeber
afrikanisch inspiriert
Aufstand der Kinder

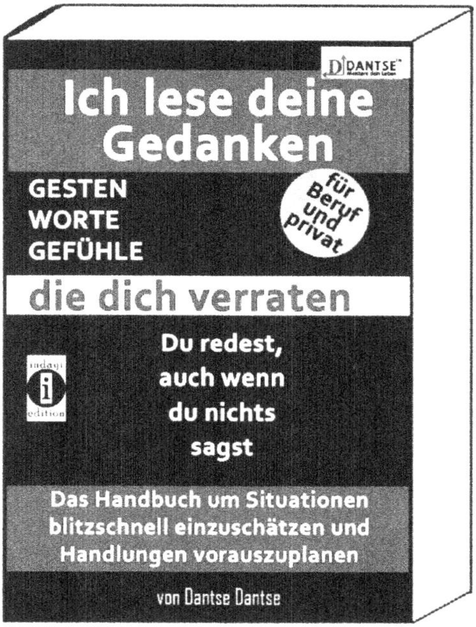
DANTSE
Ich lese deine Gedanken
GESTEN
WORTE
GEFÜHLE
für Beruf und privat
die dich verraten
indayi edition
Du redest, auch wenn du nichts sagst
Das Handbuch um Situationen blitzschnell einzuschätzen und Handlungen vorauszuplanen
von Dantse Dantse

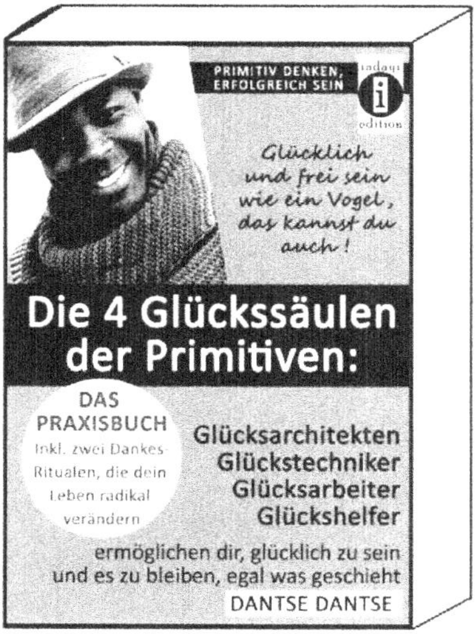
PRIMITIV DENKEN, ERFOLGREICH SEIN
indayi edition
Glücklich und frei sein wie ein Vogel, das kannst du auch!
Die 4 Glückssäulen der Primitiven:
DAS PRAXISBUCH
Inkl. zwei Dankes Ritualen, die dein Leben radikal verändern
Glücksarchitekten
Glückstechniker
Glücksarbeiter
Glückshelfer
ermöglichen dir, glücklich zu sein und es zu bleiben, egal was geschieht
DANTSE DANTSE

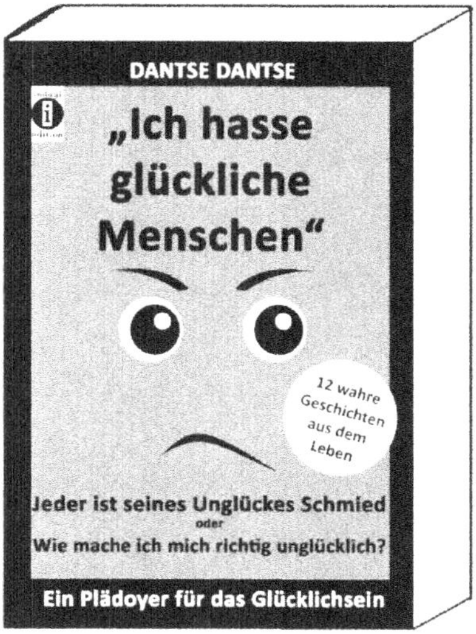
DANTSE DANTSE
„Ich hasse glückliche Menschen"
12 wahre Geschichten aus dem Leben
Jeder ist seines Unglückes Schmied
oder
Wie mache ich mich richtig unglücklich?
Ein Plädoyer für das Glücklichsein

Weitere Bücher von indayi edition (Auszug)

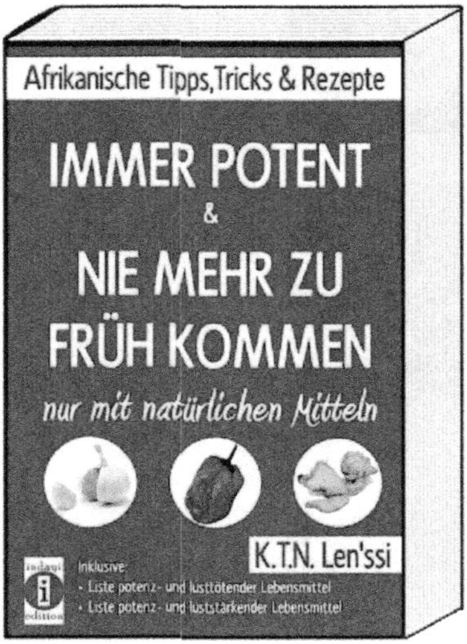

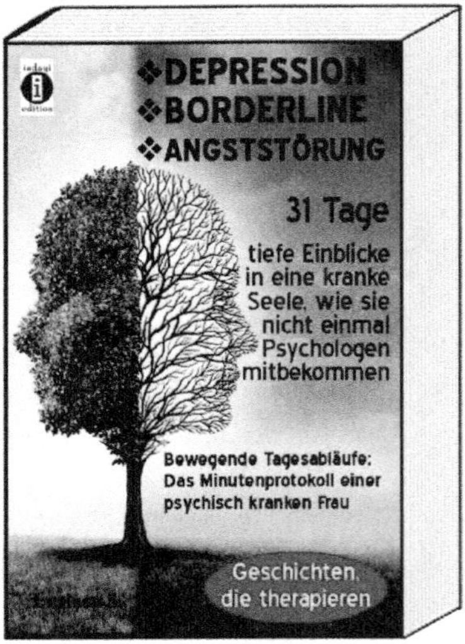

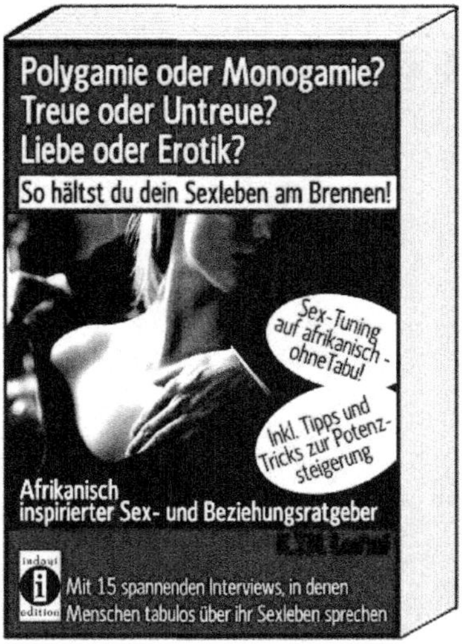

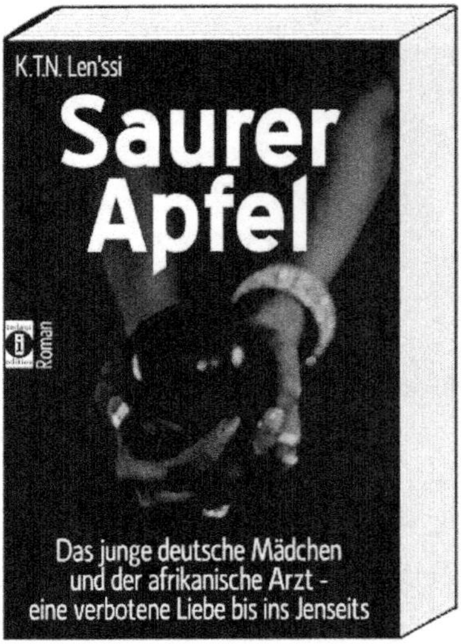

Printed in Dunstable, United Kingdom

91228672R00117